Yaneisy Domínguez González
Amanda Pozas Ravelo
Katia Trujillo Castellanos

Fibrose cística

Yaneisy Domínguez González
Amanda Pozas Ravelo
Katia Trujillo Castellanos

Fibrose cística

Características psicológicas e sociais em doentes pediátricos

ScienciaScripts

Imprint
Any brand names and product names mentioned in this book are subject to trademark, brand or patent protection and are trademarks or registered trademarks of their respective holders. The use of brand names, product names, common names, trade names, product descriptions etc. even without a particular marking in this work is in no way to be construed to mean that such names may be regarded as unrestricted in respect of trademark and brand protection legislation and could thus be used by anyone.

Cover image: www.ingimage.com

This book is a translation from the original published under ISBN 978-620-2-14332-5.

Publisher:
Sciencia Scripts
is a trademark of
Dodo Books Indian Ocean Ltd. and OmniScriptum S.R.L publishing group

120 High Road, East Finchley, London, N2 9ED, United Kingdom
Str. Armeneasca 28/1, office 1, Chisinau MD-2012, Republic of Moldova, Europe
Printed at: see last page
ISBN: 978-620-7-85109-6

RESUMO:

A Fibrose Quística (FC) é uma doença genética com um elevado grau de gravidade e progressão que gera danos emocionais nos doentes e nas suas famílias. Com o objetivo de caraterizar do ponto de vista psicossocial os doentes com diagnóstico de Fibrose Quística tratados no Hospital Pediátrico "José Luis Miranda" em 2021, foi realizado um estudo descritivo, transversal e observacional com uma abordagem quantitativa e qualitativa. O universo e a amostra foram constituídos por 14 pacientes. Foram aplicados instrumentos para medir a ansiedade, depressão, autoestima, estado de doença e procura de áreas de conflito, interesses, motivações, aspirações, necessidades, laços familiares, atividade escolar e relações interpessoais. Os doentes encontravam-se maioritariamente em idade escolar, na sua maioria adolescentes, com ligeiro predomínio do sexo feminino, características que não se associaram significativamente à sintomatologia afectiva. Os valores médios da ansiedade como traço foram frequentes e entre médios e elevados como estado, com predomínio de doentes sem depressão ou com depressão ligeira, com uma frequência ligeiramente superior no sexo feminino. Os níveis elevados de ansiedade como estado foram encontrados em famílias disfuncionais, não tendo sido encontrada relação entre os sintomas afectivos e a gravidade da doença ou a autoestima. A análise qualitativa identificou que as famílias disfuncionais, com dificuldades em lidar com a doença, geram maiores níveis de ansiedade no doente e dificuldades com a autoestima, mas não com a evolução da doença.

Índice

INTRODUÇÃO:

A fibrose quística (FC) é uma doença genética que tem refletido a evolução da medicina nas últimas décadas. Desde 1936, quando Fanconi publicou a descrição de uma família com características clínicas que consistiam numa "fibromatose congénita familiar do pâncreas com bronquiectasia" numa revista médica europeia. Quase ao mesmo tempo, do outro lado do Atlântico, foi publicado um estudo semelhante por Andersen em 1938, descrevendo a "fibrose quística do pâncreas e as suas relações com a doença celíaca". A FC deixou de ser uma doença exclusivamente infantil e passou a ser também uma doença do adulto.
[1,]Faber, em 1944, foi o primeiro a afirmar que esta doença era generalizada e afectava as glândulas secretoras de muco e sugeriu o nome "mucoviscidose".[2]
Di Sant'Agnese, Darling, Perera e Ethel Shea publicaram, em 1953, os resultados de um estudo baseado no pressuposto de que na fibrose quística do pâncreas poderia existir uma doença pluriglandular que incluía as glândulas sudoríparas, e foram os primeiros a descrever a composição electrolítica anormal do suor na FC.
Em 1959, Gibson e Cooke descreveram um método para a determinação da concentração de electrólitos através do teste de estimulação do suor por iontoforese com pilocarpina, que permitiu confirmar as suspeitas clínicas da doença.[3]
Mais tarde, em 1963, Shwachman descreveu um método prático e simples utilizando a medição da condutividade do suor, o que permitiu a realização de um teste de suor menos complicado e alargou a sua prática a uma escala maciça.[4]

Estes e outros esforços de investigação culminaram com a localização do gene responsável pela FC por um grupo de investigadores liderado por Lap-Chee, Tsui e John R Riordan, do *Hospital for Sick Children*, Toronto, e Francis S. Collins, da Universidade de Michigan, em 1989.[5]
[6,]A fibrose quística (FC) é uma doença genética com hereditariedade autossómica recessiva, ou seja, um indivíduo tem de ter mutações de perda de função em ambas as cópias do seu gene CFTR (*cystic fibrosis transmembrane conductance*

regulator) para manifestar a doença. [7]

A incidência da doença é de cerca de 1:3.300 nados-vivos em populações definidas como caucasianas e a frequência de portadores saudáveis da mutação (não identificáveis por sintomas clínicos ou por elevações das provas de suor) é de 1:25.[3,4,8]

Nos Estados Unidos, Europa e Austrália, a incidência é de 1 em 3000 a 5000 crianças. [9,10] É mais comum nos países hispânicos com números significativos (1 em 7000), em África e na América (1 em 12000) e noutras nações americanas. [4,5,11,] A doença raramente ocorre em indivíduos de origem asiática. A nível mundial, estima-se que existam cerca de 100.000 indivíduos afectados.[12] No México, são registados anualmente uma média de 400 a 600 novos casos.[6]

[13]Não foram efectuados estudos epidemiológicos em Espanha, pelo que se supõe uma incidência de 1/2500. e Cuba comunicam uma incidência de FC de (1/3.862).[14]

[1,2,]É uma doença que afecta vários órgãos e os sintomas resultam de uma deficiência no transporte de cloreto através dos epitélios das glândulas exócrinas devido à ausência ou disfunção do canal de cloreto CFTR 130. [4,7]

Caracteriza-se por uma ampla gama de expressões clínicas e por uma grande variação na gravidade e no grau de progressão nos diferentes órgãos envolvidos. Na sua forma clássica e mais comum, manifesta-se como doença pulmonar obstrutiva crónica e insuficiência pancreática exócrina (IP). Na sua forma não clássica, manifesta-se como doença pulmonar obstrutiva crónica, insuficiência pancreática, desnutrição, cloreto de suor elevado e infertilidade nos homens devido a azoospermia obstrutiva. Um número significativo de doentes é afetado de forma ligeira e o diagnóstico é relativamente comum em crianças mais velhas, adolescentes e mesmo adultos10,11,13.

[7,]A lesão pulmonar nestes doentes ocorre progressivamente a partir do nascimento, pelo que o seu prognóstico depende em grande medida de um diagnóstico precoce e de um tratamento respiratório e nutricional adequado. [10,15-]

17

A Fibrose Quística é altamente variável em termos de gravidade e evoluiu de uma doença pediátrica fatal para uma doença crónica e multissistémica, com uma sobrevida média prevista de quase 40 anos atualmente. [4,8]

Devido à melhoria da sobrevivência, a medição da qualidade de vida relacionada com a saúde (QVRS), definida como um constructo multidimensional que inclui vários factores relatados pelo doente (funcionamento físico, psicológico e social, sintomas, carga do tratamento e imagem corporal, entre outros), ganhou importância nos últimos 20 anos. A sua medição fornece informações sobre o impacto do tratamento nos sintomas e na dinâmica diária do doente, permite medir e comparar os resultados após a aplicação de determinados tratamentos e ajuda a compreender melhor as diferenças nas actividades diárias de doentes com gravidade de doença semelhante que não podem ser obtidas através de testes somáticos.[8]

Este facto está associado à forma como o doente lida com a doença e o seu tratamento. O coping depressivo tem sido associado ao não cumprimento do tratamento, ao desenvolvimento de ansiedade e depressão e à adoção de comportamentos de risco, com aumento da morbilidade e diminuição da sobrevivência.[9]

Vários autores observaram que os sintomas ansiosos e depressivos são elevados nos doentes com FC em comparação com a população em geral, e a presença de sintomas depressivos tem sido associada a um pior estado funcional respiratório e à QVRS.[18-21]

A vida de um doente com FC é marcada, desde o momento do diagnóstico, pela necessidade de se submeter a constantes check-ups médicos, seguir um tratamento exigente e trabalhoso e, apesar disso, estar atento aos sinais do processo degenerativo da doença, o que gera um elevado grau de stress que tem consequências a nível psicológico. Isto pode provocar emoções de impotência, desamparo, angústia, baixa autoestima, raiva e revolta que, por sua vez, podem levar ao aparecimento de bloqueios emocionais, depressão, ansiedade e isolamento.[23-26]

No Hospital Pediátrico Provincial "José Luis Miranda", estão atualmente a ser tratados 22 doentes com fibrose fibrocística, incluindo crianças e adultos. Antes da introdução de terapias de choque para o tratamento da FC, a maioria dos doentes morria antes dos 14 anos de idade. A sobrevivência tem vindo a aumentar nas últimas duas décadas, após a introdução de novos protocolos terapêuticos no país, que incluem fármacos mais avançados e técnicas de fisioterapia respiratória. A equipa interdisciplinar que atende os pacientes com Fibrose Quística no centro de Villa Clara é composta por pessoal altamente qualificado, especialmente na área clínica, no entanto, e apesar da atenção que têm recebido do ponto de vista psicológico, percebe-se que as acções que têm sido realizadas nesta importante área ainda não são suficientes. Esta situação torna-se mais complexa pelo facto de cada doente e família se comportarem de forma diferente e de o ambiente social ser diferente.

Dada a inexistência de investigação que caracterize os doentes com Fibrose Quística do ponto de vista psicossocial, e tendo em conta a importância de abordar estes aspectos pelo seu impacto na evolução e prognóstico, o presente estudo foi realizado em resposta ao seguinte problema científico:

Quais são as características psicológicas e sociais dos doentes com Fibrose Quística tratados no Hospital Pediátrico "José Luis Miranda" de julho a dezembro de 2021?

OBJECTIVO:

Caracterizar do ponto de vista psico-social os doentes com diagnóstico de Fibrose Quística tratados no Hospital Pediátrico "José Luis Miranda".

ENQUADRAMENTO TEÓRICO:

A fibrose quística (FC) é uma doença genética crónica e progressiva que afecta vários órgãos, como as células exócrinas das vias respiratórias, o pâncreas, o fígado, os canais de suor e o sistema reprodutor. A fisiopatologia do pulmão é caracterizada por uma deficiência ou defeito na função da proteína reguladora da condutância transmembranar (CFTR). Isto resulta numa regulação anormal do volume do fluido periciliar, com diminuição da depuração mucociliar e subsequente produção de tampões e obstrução pulmonar.[10,11,13,15]

A tosse produtiva é um sintoma universal na FC, que se torna crónico à medida que a doença progride. As exacerbações respiratórias incluem aumento da tosse e da expetoração, perda de apetite e diminuição da capacidade de exercício, o que leva ao absentismo escolar. [7],As exacerbações tornam-se mais frequentes à medida que a doença progride e a tosse torna-se um sintoma regular. [27-29]

A tosse também tem uma influência direta na sobrevivência e é uma medida importante da progressão da doença e da eficácia do tratamento. A experiência clínica sugere que a tosse crónica interfere com as dimensões física, emocional e social do doente. Como consequência, a qualidade de vida do doente piora consideravelmente e as relações sociais são afectadas.[30]

A doença caracteriza-se por um espessamento do muco produzido pelas glândulas exócrinas, induzindo um envolvimento sino-pulmonar com lesões pulmonares progressivas, insuficiência pancreática e, por conseguinte, síndrome de má absorção, com consequente desnutrição, esterilidade masculina devido à atrofia dos canais deferentes e electrólitos do suor elevados. [15],Dependendo das mutações envolvidas, existe uma grande diversidade de formas clínicas. [17,29]

Os estudos em famílias com FC começaram em 1985, utilizando marcadores genéticos localizados na região do gene CFTR. Este foi um avanço para as famílias, uma vez que foi possível abordar a deteção de portadores a partir da família nuclear. O gene CFTR (cystic fibrosis transmembrane conductance regulator) foi identificado em 1989 na região 7q31 do cromossoma 7. A mutação mais frequente deve-se à perda do aminoácido fenilalanina no códão 508 (F508del). Técnicas imuno-histoquímicas identificaram o ARN mensageiro da CFTR nas glândulas sudoríparas, no pâncreas, nas criptas intestinais, nas vias biliares e, em grandes quantidades, nos túbulos renais, onde a doença não se exprime, talvez devido à existência de um canal de cloreto alternativo. Desde então, foram identificadas mais de 1600 mutações, que são continuamente actualizadas na base de dados do Cystic Fibrosis Genetic Analysis Consortium (CFGAC).[5-7,31,32]

Atualmente, existem três opções básicas para a confirmação do diagnóstico da FC: diagnóstico pré-natal e neonatal, teste do suor e teste genético.[1] Os testes para o rastreio neonatal da FC baseiam-se na presença de concentrações elevadas de tripsina catiónica imunorreactiva (IRT) no soro, uma enzima produzida no pâncreas. [33,34]

De acordo com o Consenso Europeu, o diagnóstico de "fibrose quística clássica" é estabelecido na presença de pelo menos uma caraterística fenotípica da FC, juntamente com uma concentração de cloreto no suor > 60 mmol/l. Estes doentes têm normalmente duas mutações causadoras da doença no gene CFTR, podem ou não ter insuficiência pancreática e a sua evolução clínica é variável. O diagnóstico de "fibrose quística não clássica ou atípica" é estabelecido se for encontrada pelo menos uma das características fenotípicas e um resultado limítrofe no teste do suor (cloro 30-60 mmol/l), juntamente com a deteção de duas mutações e/ou uma diferença de potencial nasal (NPD) alterada.[15]

O acompanhamento pneumológico do doente com fibrose quística deve basear-se nos seguintes pontos:

1. Clínica. Em cada consulta, o paciente é examinado e a presença de sintomas respiratórios é registada.[15]

2. Exames imagiológicos. A radiografia do tórax pode ser normal, mas é aconselhada logo que o doente seja diagnosticado. [17]

A tomografia computorizada de alta resolução (TCAR) identifica com maior precisão as áreas de envolvimento focal e é capaz de detetar bronquiectasias em ramificações brônquicas mais pequenas.[7]

3. Microbiologia. A vigilância microbiológica por cultura de expetoração será efectuada a cada 1-2 meses e nas exacerbações respiratórias.

4. Função pulmonar e gases sanguíneos. Deve ser efectuado um teste de FEF, FEV (volume expirado no primeiro segundo) e um teste broncodilatador, a incluir ou não no tratamento de acordo com a resposta obtida.[35]

[1,]A terapêutica de manutenção visa prevenir a infeção ou colonização crónica por Pseudomona aeruginosa, reduzir o número e a gravidade das exacerbações pulmonares e abrandar o ciclo infecioso-inflamatório que conduz a lesões pulmonares irreversíveis. [2]

A doença da fibrose quística e a morte devem-se principalmente à destruição progressiva da doença pulmonar que resulta em insuficiência respiratória.[4] Atualmente, a prevenção não é possível após o nascimento do bebé. Nos bebés com dois genes anormais da FC, a doença já está presente à nascença. [5,]Os casais que têm um ou mais filhos com FC na família podem ser testados para determinar se são portadores da doença; se forem, o ideal é que sejam aconselhados por médicos e especialistas para tomarem decisões sobre a probabilidade de terem outro filho com FC. [33]

Desde as primeiras publicações sobre doentes com FC, altura em que menos de 50% dos doentes viviam mais de um ano, a sobrevivência melhorou claramente. De acordo com os dados do registo de doentes da American Cystic Fibrosis Foundation, a sobrevivência média era de 4 anos na década de 1960, atingindo 27 anos em 1985 e 35,9 anos em 2009.[12]

A taxa de esperança de vida evoluiu de forma semelhante em grande parte da Europa, com exceção dos países menos desenvolvidos, onde se registam valores significativamente mais baixos, uma vez que este indicador de mortalidade tende a variar principalmente em função da extensão e da qualidade dos cuidados prestados pelos sistemas de saúde.[13]

Graças a estes dados, pode afirmar-se que a FC é a doença em que o prognóstico dos doentes e a sua qualidade de vida mais se alteraram nas últimas três décadas. [18,]Como consequência desta melhoria na esperança de vida da doença, estão a surgir várias comorbilidades, incluindo depressão e ansiedade. [21,22] [36-39]Vários estudos demonstraram que os doentes com doenças crónicas têm um risco acrescido de depressão e ansiedade. [40,]A FC não é exceção, uma vez que é uma doença crónica e também apresenta níveis mais elevados de depressão e ansiedade, tanto nos doentes como nos pais prestadores de cuidados. [41]

Estudos efectuados na população em geral indicam que tanto a depressão como a ansiedade estão associadas a um pior resultado clínico. [39,]Foi demonstrado que estas taxas mais elevadas de depressão e ansiedade podem ter consequências negativas directas e indirectas no resultado clínico da doença subjacente. [42] [41,]Sabe-se que os doentes deprimidos aderem menos às directrizes de tratamento correctas, são mais propensos a faltar a consultas de controlo, apresentam pontuações mais baixas em diferentes domínios da qualidade de vida em questionários especificamente concebidos para o efeito, utilizam ou gastam mais recursos de cuidados de saúde e são também mais propensos a desenvolver comportamentos de risco. [43]

Até à data, os estudos sobre o impacto da depressão e da ansiedade em doentes com FC têm sido limitados por amostras de pequena dimensão, amostras que podem fornecer estimativas tendenciosas das taxas de sintomas, e têm utilizado medidas que confundem os sintomas de depressão com os da doença crónica.[29,36]

Aspectos psicológicos e sociais:

A FC é uma doença em que a família é a principal responsável pela adesão das crianças ao tratamento. Se fizerem tudo corretamente, sobrevivem mais tempo. A doença pode afetar várias áreas das suas vidas, tanto a nível pessoal como familiar e social.[44]

As pessoas afectadas pela FQ constituem um grupo maioritariamente de crianças e jovens, cuja existência se desenrola de forma significativa nas esferas do sistema educativo, onde tentam adquirir uma componente essencial para o desenvolvimento do ser humano, como é a educação.

No entanto, a evolução progressiva da doença pode impedir o bom desenvolvimento do ensino. Além disso, as recaídas inesperadas, juntamente com os controlos médicos frequentes, podem levar ao absentismo involuntário destes alunos, em graus variáveis consoante os casos.

Esta ausência forçada da sala de aula dificulta ao doente de Q.F. o cumprimento do programa curricular com a devida regularidade, o que tem um impacto negativo no seu desempenho escolar ou impede-o mesmo de participar nos testes de avaliação.[45]

Um dos indicadores mais importantes da integração social é a integração no mercado de trabalho. Para as pessoas com FC, este é um novo domínio nas suas vidas, uma vez que até há pouco tempo a pessoa média com FC não atingia a idade ativa. A situação das pessoas afectadas pela FC que entram pela primeira vez no mercado de trabalho acarreta uma série de dificuldades que devem ser equiparadas às dos jovens que não sofrem de FC. Existem limitações no acesso a determinados empregos, uma vez que a própria doença dificulta o seu desempenho e terá mesmo um impacto na deterioração da sua saúde.

Não devem estar em ambientes de trabalho com fumos ou onde se libertem substâncias como poeiras ou produtos químicos, pois este tipo de ambiente prejudica a doença pulmonar de que já sofrem. Não é aconselhável trabalhar a tempo inteiro ou em turnos noturnos, pois isso pode dificultar o cumprimento do tratamento diário. É aconselhável ter um horário de trabalho flexível, uma vez que serão frequentes as ausências ao trabalho para consultas de controlo, tratamentos e/ou recaídas. Devido ao tratamento e à medicação antibiótica, cansam-se mais cedo do que as outras pessoas e têm uma capacidade pulmonar limitada, pelo que lhes será muito difícil efetuar trabalhos físicos pesados.[9,21]

Relações interpessoais:

Experiência familiar da doença:

[20,]As expectativas que os pais depositaram no filho desejado são quebradas pelo diagnóstico inesperado de uma doença crónica e degenerativa como a Fibrose Cística, as emoções que normalmente surgem nesta altura são: preocupação, angústia, culpa, tristeza, medo, frustração. [21]

Se a adaptação à nova situação for feita com estratégias adequadas e a doença for aceite, a estrutura familiar não precisa de ser afetada, mas se isso não acontecer, há o risco de conflitos, tensões e instabilidade.

O difícil papel dos pais nesta fase será mediado pelo reajustamento das suas vidas a novos hábitos em termos de alimentação, exercícios respiratórios, toma de medicação. Este reajustamento envolve, em alguns casos, perdas: algumas mães podem deixar de trabalhar, os seus companheiros podem reduzir ou mesmo deixar de sair com os amigos, deixam de fazer actividades que lhes dão prazer, o que agrava as emoções negativas e desagradáveis devido à falta de momentos de satisfação, e noutros casos os pais já estavam separados.[45,47]

Relações fora da família nuclear

Existe um elevado grau de ocultação de informação sobre a doença e as actividades diárias do doente (como a fisioterapia) por parte dos colegas de estudo e/ou de trabalho, criando não só barreiras na comunicação e dificultando a relação, mas também, em alguns casos, como pode acontecer no trabalho, sofrendocircunstâncias ambientais adversas (por exemplo, não dizer nada quando os colegas fumam demasiado).[48]

O sentimento de diferença e a dificuldade em explicar uma doença tão "rara" e as características do seu tratamento levam a que os doentes não falem dela com os seus pares ou digam simplesmente que têm asma ou "problemas de estômago". Isto faz com que, em muitas ocasiões, não participem nas mesmas actividades por vergonha do tratamento (ter de fazer fisioterapia, aplicar aerossóis ou, em menor grau, tomar medicamentos) ou devido às características da doença (tosse matinal, ir à casa de banho), o que cria um certo isolamento social que é importante tratar.[49]

Relações com os parceiros:

A FC já não é uma doença pediátrica, pelo que, à medida que o adolescente cresce, enfrenta novas necessidades e problemas, como a decisão de encontrar um parceiro. Na maioria dos casos, o emparelhamento mais sério ocorre mais tarde na vida. A escolha de um parceiro é por vezes feita no seio do grupo de amigos, devido à confiança que já existe.

Uma vez formado o laço sentimental, surgem frequentemente sentimentos contraditórios: querer partilhar tudo com a outra pessoa, mas não saber como exprimir os seus sentimentos em relação à doença ou ao futuro, e até não se sentir compreendido. No início, o medo da intimidade e o embaraço quanto à forma como as particularidades da doença ou do tratamento podem influenciar a outra pessoa. Ansiedade de poder ou não, e/ou de querer ou não, constituir família. Todos estes sentimentos normais com que se deparam agora devem ser tratados e compreendidos, para que possam ser geridos corretamente e não se tornem um obstáculo na relação do casal. Por este motivo, é necessária a colaboração de profissionais que ajudem a criar directrizes para a comunicação, a gestão dos sentimentos e a sua expressão. [40,43,44, 49,50]

Os sintomas depressivos têm sido avaliados principalmente em estudos observacionais de diferentes populações de doentes com FC. Os investigadores utilizaram o Inventário Juvenil de Beck para avaliar a depressão, a ansiedade, a raiva, o comportamento problemático e o auto-conceito em crianças com FC. [223651]Para além disso, a Escala Hospitalar de Ansiedade e Depressão (HADS), o Questionário de Humor e Sentimentos (MFQ), a Escala de Depressão Auto-aplicada de Zung (SDS) e o Inventário de Depressão de Beck foram utilizados em numerosos contextos clínicos para avaliar a prevalência da depressão em doentes com FC.[41,43,52,53]

A investigação sugere que as pessoas com FC, apesar do fardo da doença e dos tratamentos que suportam, estão psicologicamente bem ajustadas. [54,5547,]Utilizando questionários com dimensões físicas e psicológicas, as crianças e os adultos com FC obtiveram, em geral, pontuações mais baixas do que a população saudável na maioria das dimensões físicas, mas tiveram uma QVRS semelhante nas dimensões psicológicas. Nomeadamente, os adolescentes com FC tinham menos probabilidades do que a população em geral de ter uma perturbação mental reconhecida. [49]

Este facto parece contrário à expetativa de que as pessoas com doenças potencialmente fatais possam ter uma boa QVRS. Isto pode dever-se a um fenómeno conhecido como "response switching". Segundo este fenómeno, a realidade vivida por um sujeito influencia sempre as suas expectativas, e os mecanismos pelos quais um indivíduo avalia ou quantifica a sua QVRS mudam em resposta a múltiplos factores. Tratar-se-ia de uma reavaliação do sentido da vida e, por conseguinte, de uma adaptação à mudança das condições.[48]

Considerando que a mortalidade atribuída à Fibrose Quística é elevada, devido ao facto de afetar múltiplos órgãos e evoluir de forma crónica e progressiva, é necessário implementar modelos de cuidados abrangentes e multidisciplinares que favoreçam o acompanhamento e o tratamento dos doentes com a doença.

Além disso, os cuidados abrangentes e a compreensão partilhada da patologia entre os profissionais contribuem para prolongar a sobrevivência e reduzir a morbilidade e a mortalidade.

Os cuidados multidisciplinares são essenciais para a integração de conhecimentos, de forma a impor uma atualização permanente da informação científica, contribuindo assim para o desenvolvimento de estratégias de intervenção que melhorem a sobrevivência e motivem o desenvolvimento de competências de coping no regime de tratamento.[7,47]

A partir do diagnóstico de fibrose quística, é necessária uma intervenção psicológica para apoiar a família no impacto da doença crónica, nas suas implicações e expectativas para a criança e para os seus cuidadores. Dado que as estimativas de sobrevivência à FC estão a aumentar constantemente, o tratamento a longo prazo nesta área é de grande interesse para lidar melhor com a doença. As intervenções psicológicas devem visar as adaptações emocionais e sociais, a adesão ao tratamento e a qualidade de vida. Muitas vezes, as pessoas com FC e outros membros da família necessitam de ajuda para se adaptarem psicológica e emocionalmente, principalmente no que diz respeito a lidar com a doença ou com o risco genético, melhorar a ingestão alimentar e melhorar a eficácia da fisioterapia respiratória. Os momentos-chave são o diagnóstico, a adolescência, a sexualidade ligada à fertilidade, a consciencialização da mortalidade precoce e a fase terminal.[54-56]

A partir da infância, estas intervenções devem centrar-se nas características da etapa do ciclo de vida, uma vez que se produzem diferentes manifestações psicológicas em função da idade, que terão de ser abordadas, desde a infância até à idade adulta, de acordo com as crises evolutivas vividas em cada etapa, que no caso destas pessoas serão influenciadas pela perceção de saúde-doença, sinais e sintomas que vão sendo vividos, tratamento e implicações nas actividades do dia a dia.[40]

Há relatos de intervenções psicológicas educativas ou comportamentais específicas destinadas a preocupações específicas do tratamento durante a fase crónica. [45,57] Existem algumas provas de que as intervenções comportamentais podem melhorar os resultados emocionais dos doentes com FC e dos prestadores de cuidados. [41,58]Embora não existam estudos que demonstrem uma associação estatisticamente significativa entre as intervenções psicológicas e as melhorias clínicas, é necessário abordar os aspectos psicológicos do tratamento para garantir o sucesso da intervenção clínica e uma abordagem abrangente que não se centre apenas na doença, mas também no indivíduo e na sua família.

A integração social de doentes com doenças crónicas representa um grande desafio na nossa sociedade. Os avanços tecnológicos da medicina têm permitido um diagnóstico clínico precoce e uma maior esperança de vida em doentes com patologias crónicas como a Fibrose Quística. Esta doença, que é diagnosticada na infância, deve ser abordada pelos profissionais de saúde e pela comunidade, tendo em conta a integração nas actividades da vida diária, sendo importante aceitar as medidas preventivas que o doente e o seu meio adquirem, associadas às manifestações individuais da doença e/ou ao tratamento, de forma a manter uma vida o mais normal possível dentro das suas capacidades, permitindo-lhe divertir-se, frequentar a escola, o ensino superior ou trabalhar, dependendo da fase do ciclo de vida que está a viver. Outro aspeto a considerar na área social é o apoio social que a comunidade dará aos doentes e às suas famílias. [58-60]

CONCEPÇÃO METODOLÓGICA:

Foi realizado um estudo descritivo, transversal, observacional e transversal com uma abordagem quantitativa e qualitativa em pacientes com diagnóstico de Fibrose Cística atendidos em Villa Clara durante o segundo semestre de 2021.

A população do estudo foi constituída por 14 doentes com o diagnóstico de Fibrose Quística que foram atendidos pela equipa multidisciplinar do Hospital Pediátrico "José Luis Miranda", com igual número de doentes na amostra e que cumpriam os seguintes critérios de inclusão

Critérios de inclusão:

- Pacientes com mais de 9 anos de idade aos quais foi possível aplicar os instrumentos de avaliação estabelecidos.
- Pacientes cujos familiares estavam dispostos a participar após consentimento informado no caso de menores, ou que desejavam participar no caso de adultos (Anexo 1. Formulário de Consentimento Informado).

Critérios de exclusão:

- Morte durante o estudo.
- Abandono do estudo

A todos os doentes foram administrados vários instrumentos estabelecidos e validados para avaliar os aspectos psicológicos e sociais em duas consultas consecutivas (outubro e dezembro) em 2021. Além disso, foram revistos os registos médicos.

Técnicas de recolha de dados:

- Revisão documental, foi elaborado um guia de revisão da história clínica para extrair a idade e o sexo.
- Para medir o nível de ansiedade, foi utilizado o Trait-State Anxiety Inventory for Children de Ch.D. Spielberger. Foi aplicado a pacientes com mais de 9 anos de idade. Inventário de Auto-Avaliação (Anexo 2). O IDARE é um

inventário de autoavaliação, concebido para avaliar duas formas relativamente independentes de ansiedade: a ansiedade estado (condição emocional transitória) e a ansiedade traço (propensão ansiosa relativamente estável). É auto-administrado. Cada um tem 20 itens. No IDARE-estado, há 10 itens de ansiedade positiva (ou seja, quanto maior a pontuação, maior a ansiedade) e 10 itens negativos. Na escala de traços, há 13 itens positivos e 7 negativos. A forma de resposta varia de 0 a 4 em ambas as subescalas. Na Escala de Estado, o sujeito é instruído a responder como se sente no momento presente em relação aos itens formulados, e como se sente em geral em relação aos itens da Escala de Ansiedade Traço.

Correção e interpretação

Para a pontuação, foi calculada a pontuação obtida em cada item. Utilizou-se a chave, de modo a saber quais os grupos de pontuações que se somam, uma vez que algumas proposições são formuladas de forma direta, como avaliação da ansiedade (ex.: estou nervoso) e outras de forma inversa (ex.: estou calmo). Foi então utilizada uma fórmula, cujo resultado final permitiu colocar o sujeito em diferentes níveis de ansiedade para cada escala, sendo eles Baixo, Moderado ou Alto.

Forneceu uma pontuação de ansiedade de estado e uma pontuação de ansiedade de traço, variando de 20 a 80 pontos.

Estratégia de qualificação IDARE

A. Estado 3+4+6+7+9+12+13+14+14+17+18= A

1+2+5+8+10+11+15+15+16+19+20= B

(A-B)+50=

______Elevado (> = 45)

______Médio (30-44)

______Baixo (< = 30)

A. Traço 22+23+24+25+28+28+29+29+31+32+32+34+35+35+37+37+38+40 =A 21+26+27+30+33+35+39 =B

(A-B)+35=

______Elevado (> = 45)

Médio (30-44)

Baixo (< = 30)

- O teste de Zung e Conde (Anexo 3) foi utilizado para medir o nível de depressão. Foi aplicado a pacientes com idades compreendidas entre os 9 anos e a idade adulta. A Auto-Escala de Depressão de Zung data de 1965; a versão utilizada corresponde à adaptação feita por Zung e Conde, 1969; é um questionário de 20 itens, que investiga a frequência de ocorrência num sujeito de tristeza, desesperança, choro, auto-punição, insatisfação, ruminação suicida, irritabilidade, indecisão, sono, fadiga física, perda de peso, perda de apetite, obstipação, taquicardia, sexo, variação diurna, abrandamento.

Tabela de pontuação. Teste de Depressão de Zung-Conde:

Diagnóstico	Anotação
Sem Depressão	20-33
Depressão ligeira	34-40
Depressão moderada 41-54	41-47 Depressão neurótica média
	48-54 Depressão neurótica elevada
Depressão grave	55-80

- O teste FF-SIL (Pérez, De la Cuesta, Louro e Bayarre) foi utilizado para medir a perceção do funcionamento familiar (Anexo 4). Foi aplicado a todos os pacientes. Validado em Cuba desde 1994, oferece uma fácil aplicação e qualificação para a equipa de cuidados, proporcionando uma elevada fiabilidade e validade, o que indica que o teste pretende medir através das seguintes dimensões

1. **Coesão**: união física e emocional da família para lidar com diferentes situações e tomar decisões sobre as tarefas quotidianas.

2. **Harmonia:** Combinação dos interesses e necessidades individuais com os da família num equilíbrio emocional positivo.

3. **Comunicação:** Os membros são capazes de transmitir as suas experiências e conhecimentos de forma clara e direta.

4. **Adaptabilidade:** Capacidade de alterar a estrutura de poder, as relações de papéis e as regras numa situação que o exija.

5. **Afetividade:** Capacidade de os membros experimentarem e demonstrarem sentimentos e emoções positivas uns aos outros.

6. **Papel:** Cada membro da família cumpre as responsabilidades e funções negociadas pela unidade familiar.

7. **Permeabilidade:** Capacidade de oferecer e receber experiências de outras famílias e instituições.

A pontuação final é obtida a partir da soma dos pontos de cada item. As pontuações serão atribuídas de acordo com a seguinte escala:

Quase nunca - 1 ponto.
Raramente - 2 pontos. Por vezes - 3 pontos.

Frequentemente - 4 pontos. Quase sempre - 5 pontos.

Este teste permite classificar a família em 4 tipos:

1. Família funcional - 70-57 pontos.

2. Família moderadamente funcional-56-43 pontos.

3. Família disfuncional-42-28 pontos.

4. Família gravemente disfuncional - 27-14 pontos (6)

- Foi elaborado um guia de revisão da história clínica para extrair os dados necessários para a aplicação do Score de Shwachman (Anexo 5). Este foi aplicado a todos os doentes.

- Medir o nível de autoestima (questionário de autoestima, Anexo 6). Foi aplicado a todos os pacientes. Este questionário foi desenvolvido em 1996, no Departamento de Psicologia da Universidade Central de Las Villas (UCLV), com 25 frases simples que reflectem aspectos relacionados com a auto-aceitação e a autoestima dos adolescentes. Está ajustado às características dos adolescentes cubanos.

Para a pontuação, foi determinado o número de frases que não correspondem à resposta normal ou adequada, sendo considerado na seguinte escala:

0 a 5: Autoestima muito elevada.

Dos 6 aos 11 anos: Autoestima elevada.

12 a 20 baixa autoestima.

Acima de 20: autoestima muito baixa.

Foi igualmente efectuada uma interpretação qualitativa dos resultados.

- Para procurar as zonas de conflito, os interesses, as motivações, as aspirações, as necessidades, os laços familiares, a atividade escolar e as relações interpessoais, foi realizado o teste de completamento de frases ROTTER (Anexo 7). Este teste foi aplicado a pacientes com idades compreendidas entre os 13 anos e a idade adulta.

Descrição do teste: Consiste em apresentar ao sujeito o início de 56 frases que tratam de múltiplos aspectos, permitindo-lhe completá-las espontaneamente.

Objectivos: Explorar as áreas de conflito, as aspirações, as motivações, os interesses, as necessidades, os laços familiares, a atividade escolar e as relações interpessoais do sujeito.

Materiais: Folha de papel com 48 ideias incompletas.

Procedimento: Tente completar as frases para expressar as suas ideias - escreva a primeira ideia que lhe vier à cabeça, não pense demasiado. Não há respostas certas ou erradas.

Pontuação: A análise desta técnica baseou-se nas sugestões de Fernando Glez Rey (1982) em virtude de uma avaliação qualitativa que orienta a análise de cada um dos itens e a sua pontuação. Em vez disso, estabeleceram-se unidades de informação de carácter relevante a partir de cuja interpretação se obtêm os resultados integrais do diagnóstico, tendo em conta a frequência de aparição dos conteúdos revelados.

Para a análise, foram criadas áreas ou esferas (familiar, pessoal, escolar, social) e os interesses foram classificados como medos relacionados com a doença.

Dos 48 itens:

8 são direccionados para a esfera sexual. 4 para a esfera escolar.

4 para a esfera familiar

26 abordam a esfera pessoal e relacional.

6 são perguntas sobre colchões.

No mesmo domínio, uma frase refere-se ao que é ambicionado e a outra ao que é alcançado. São abordados os critérios de prevalência em cada esfera. Podem ser exploradas as avaliações dos doentes sobre a sua personalidade, aspirações, objectivos e a forma como vivenciam os seus sintomas.

A esfera do emprego não é avaliada porque não está adaptada à idade da amostra e aos objectivos da investigação.

- Para procurar zonas de conflito, foi aplicado o Inventário de Problemas Juvenis (Anexo 8). Este foi aplicado a pacientes com mais de 13 anos de idade. Estes instrumentos têm um processo padronizado para a sua aplicação, e os seus resultados, tanto os que resultam de um método de pontuação quantitativa como os que derivam da análise qualitativa do profissional, têm de ser contrastados com a observação e a informação geral obtida do sujeito; por outras palavras, os instrumentos de avaliação são sempre ferramentas de trabalho, e ainda mais na população infantojuvenil, pois são pessoas em pleno desenvolvimento das suas possibilidades e estão mais expostas no seu desenvolvimento do que os adultos a vários contextos que os determinam, tais como os contextos escolares e sociais, bem como o ambiente familiar.

Triangulação da informação: Constituiu uma técnica de análise qualitativa a ser utilizada a partir dos dados recolhidos na observação, inquérito, entrevista e análise documental, quando contrastados com os resultados obtidos do ponto de vista quantitativo.

Matemática-Estatística

Análise percentual e estatística descritiva: Na avaliação e tratamento quantitativo e qualitativo dos dados obtidos nos resultados de cada fase da investigação.

Tudo isto foi feito tendo em conta o consentimento informado de todos os envolvidos no estudo, para o qual foi elaborado um formulário de consentimento informado que se encontra em anexo (Anexo 1).

Operacionalização das variáveis:

Variável	Escala	Descrição
Idade	Dos 9 aos 15 anos de idade. Mais de 15 anos de idade.	De acordo com a idade no momento do inquérito.
Sexo	Feminino Masculino	De acordo com o sexo biológico a que pertencem.
Ansiedade traço	Baixo Médio Alto	O doente reflecte uma propensão para a ansiedade relativamente estável. Avaliado com o Inventário de Ansiedade Traço-Estado. para crianças IDARE, (Anexo 2).

Estado de ansiedade	Baixo Médio Alto	Estado vivencial subjetivo desagradável que envolve expetativa, ansiedade, inquietação, apreensão, sem base causal conhecida ou objeto real presente e que pode ser acompanhado de inquietação motora e perturbações neurovegetativas como taquicardia, sudorese, salto epigástrico, entre outras. Existe uma expressão vivencial, motora e comportamental. Avaliado com o Inventário de Ansiedade Traço-Estado para Crianças IDARE, (Anexo 2).
Depressão	Sem depressão Ligeira Moderada Moderada Moderada Grave	Estado de insatisfação infeliz, caracterizado pela tristeza, dado por uma exaltação quantitativa da afetividade para o pólo negativo que vai do desânimo ligeiro à tristeza extrema. Avaliado com Teste de Zung e Conde (Anexo 3).

Funcionamento familiar	Família funcional Família moderadamente funcional Família disfuncional Família gravemente disfuncional	A forma como o sistema familiar, enquanto grupo, é capaz de lidar com as crises, valoriza a forma como são permitidas as expressões de afeto, o crescimento individual dos seus membros e a interação entre eles, com base no respeito, na autonomia e no espaço para o outro. Avaliado através do questionário de Funcionamento da Família (Anexo 4).
Estado da da doença	Excelente Bom Bom Suave Moderado Moderado Grave	Avaliado com base no guia. Historial médico De acordo com os resultados da pontuação Shwachman (Anexo 5).
Autoestima	Alta Média Abaixo de	Estado de auto-aceitação e autoestima dos adolescentes , avaliado através de um questionário
		a autoestima, (Anexo 6).
Áreas de comportamento humano	Área pessoal Área familiar Área social Área escolar Área da sexualidade	Avaliados com o questionário Rotter Adolescent Sentence Completion Test (Anexo 7) e o Youth Problems Inventory (YPI) (Anexo 8).

RESULTADOS:

Foram incluídos na pesquisa 14 pacientes pediátricos com Fibrose Cística, cuja distribuição de acordo com a presença de ansiedade traço e estado em relação à idade pode ser vista na tabela 1.

Tabela 1. Pacientes com Fibrose Cística de acordo com a idade e ansiedade traço e estado. Hospital Pediátrico José Luis Miranda. 2021

Idade **Ansiedade**		9 a 15 anos		Mais de 15 anos		Total	
		Nº	%	Nº	%	Nº	%
Ansiedade traço	Abaixo de	1	7,14	1	7,14		14,29
	Médio		42,86		28,57	10	71,43
	Elevado	0	0,00		14,29		14,29
Estado de ansiedade	Abaixo de	1	7,14	1	7,14		14,29
	Médio		21,43		21,43		42,86
	Elevado		21,43		21,43		42,86

Fonte: Registos médicos.

	2	
Ansiedade traço e idade	2,4000	p = 0,3012
	2	
Estado de ansiedade e idade	0,0000	p =1,0000

Na altura da investigação, 7 doentes tinham idades compreendidas entre os 9 e os 15 anos e 7 tinham mais de 15 anos, o que representava 50 % em cada grupo. A ansiedade traço teve um nível médio de intensidade em 71,43% e foi predominante em todas as idades, com 42,86% nos pacientes de 9 a 15 anos e 28,57% nos maiores de 15 anos, de modo que não se corrobora a dependência entre o grau de ansiedade traço e a idade, p = 0,3012.

A ansiedade como estado manifestou-se com um nível elevado em 6 doentes e de igual modo 6 apresentaram um nível médio, constituindo em ambos os casos 42,86%, apenas 2 doentes apresentaram um nível baixo para 14,29%. A distribuição da ansiedade de estado foi igual nos grupos etários, p = 1,000.

A Tabela 2 mostra a distribuição dos pacientes com Fibrose Cística em relação à idade e à presença de depressão. Seis casos (42,86%) não apresentavam depressão, quatro deles tinham entre 9 e 15 anos de idade (28,57%) e dois tinham mais de 15 anos (14,29%).

Pacientes com Fibrose Cística de acordo com a idade e depressão.
Hospital Pediátrico José Luis Miranda. 2021

Depressão	Idade				Total	
	9 a 15 anos		Mais de 15 anos			
	Nº	%	Nº	%	Nº	%
Sem depressão		28,57		14,29		42,86
Ligeiro		14,29		21,43	5	35,71
Moderado	1	7,14	1	7,14		14,29
Grave	0	0,00	1	7,14	1	7,14
Total		50,00		50,00		100

Fonte: Registos médicos.

$^{2}X = 1,8667$ p = 0,6505

A depressão ligeira manifestou-se em 5 doentes, o que corresponde a 35,71%, dos quais 2 com idades compreendidas entre os 9 e os 15 anos (14,29%) e 3 com mais de 15 anos (21,43%).

A depressão moderada foi evidenciada em 2 doentes (14,29%) com distribuição igual de acordo com a idade e a depressão grave manifestou-se em 1 doente com mais de 15 anos, constituindo 7,14%.

Não houve dependência entre depressão e idade em pacientes pediátricos com Fibrose Cística, p = 0,6505.

Pacientes com Fibrose Cística segundo o sexo e as psicopatias.

Hospital Pediátrico José Luis Miranda. 2021.

Sintomas afectivos		Sexo				Total	
		Masculino		Feminino			
		Nº	%	Nº	%	Nº	%
Ansiedade traço	Abaixo de	0	0,00		14,29		14,29
	Médio		28,57		42,86	10	71,43
	Elevado		14,29	0	0,00		14,29
Estado de ansiedade	Abaixo de	0	0,00		14,29		14,29
	Médio		14,29		28,57		42,86
	Elevado		28,57		14,29		42,86
Depressão	Não depressão		28,57		14,29		42,86
	Ligeiro	1	7,14		28,57	5	35,71
	Moderado	1	7,14	1	7,14		14,29
	Grave	0	0,00	1	7,14	1	7,14

Fonte: Registos médicos.

Ansiedade traço e género	$^{2}X = 4.2000$	$p = 0,1225$
Ansiedade de estatuto e género	$^{2}X = 3.1111$	$p = 0,2111$
Depressão e sexo	$^{2}X = 3.2472$	$p = 0,3551$

A distribuição dos sintomas afectivos em função do sexo é apresentada no quadro seguinte.

3. A ansiedade como traço predominou com valores de intensidade média tanto no sexo masculino (28,57%) como no feminino (42,86%). Embora no sexo masculino 2 casos (14,29%) tenham apresentado um nível elevado e no sexo feminino 2 casos (14,29%) um nível baixo. A ansiedade traço teve uma distribuição semelhante em ambos os sexos, p = 0,1225.

No sexo masculino, a ansiedade como estado de alto nível esteve presente em 4 pacientes (28,57%), mas no sexo feminino, a ansiedade como estado de média intensidade predominou em 4 casos (28,57%), mas a distribuição da ansiedade como estado não dependeu significativamente do sexo, p = 0,2111.

Quanto à depressão, esta não era evidente em 4 doentes do sexo masculino (28,57%), era ligeira em 1 caso (7,14%) e moderada em 1 doente (7,14%). No sexo feminino, foi observada depressão ligeira em 4 doentes (28,57%), em 2 casos não era evidente (14,29%) e era moderada em 1 doente (7,14%) e grave em 1 caso (7,14%).

A Tabela 4 relaciona a depressão e a ansiedade como traço e estado com o funcionamento familiar.

Do total de 14 pacientes com fibrose quística, 8 (57,14%) tinham um funcionamento familiar moderadamente funcional, destes, 5 casos tinham um nível médio de ansiedade como traço para 35,71%, em 2 pacientes baixo (14,29%) e em 1 paciente baixo (14,29%) ansiedade como traço para 35,71%.

%) e em 1 caso elevado (7,14 %). Dos 6 pacientes com famílias disfuncionais, 5 apresentaram ansiedade como traço com nível médio para 35,71%. Portanto, não houve associação significativa entre a ansiedade traço e o funcionamento familiar, p = 0,4169.

Pacientes com Fibrose Cística de acordo com o funcionamento familiar e sintomas afectivos. Hospital Pediátrico José Luis Miranda. 2021

Funcionamento familiar					
Sintomas afectivos		Moderadamente funcional		Disfuncional	
		Nº	%	Nº	%
Ansiedade traço	Abaixo de		14,29	0	0,00
	Médio	5	35,71	5	35,71
	Elevado	1	7,14	1	7,14
Estado de ansiedade	Abaixo de		14,29	0	0,00
	Médio	5	35,71	1	7,14
	Elevado	1	7,14	5	35,71
Depressão	Sem depressão		28,57		14,29
	Ligeiro		21,43		14,29
	Moderado	0	0,00		14,29
	Grave	1	7,14	0	0,00

Fonte: Registos médicos.

Ansiedade traço e família F	$^{2}X = 1.7500$	$p = 0,4169$
Ansiedade do Estado e da família	$^{2}X = 7.1944$	$p = 0,0274$
Depressão e família F	$^{2}X = 3.6556$	$p = 0,3011$

A ansiedade de estado apresentou dependência significativa, p = 0,0274, com o funcionamento familiar. Com famílias de funcionamento moderado e ansiedade estado com nível médio, foram encontrados 5 pacientes, o que constituiu 35,71% do total.

%. No entanto, dos 6 casos com famílias disfuncionais, 5 destes apresentavam níveis elevados de ansiedade como estado, o que perfazia 35,71% do total.

Relativamente à depressão, nas crianças com famílias moderadamente funcionais, 4 doentes não tinham depressão (28,57%), em 3 casos era ligeira

(21,43%) e em 1 doente era grave (7,14%).

Naqueles com famílias disfuncionais, em 2 casos não havia depressão, e da mesma forma em 2 pacientes era leve e em 2 pacientes moderada, todos constituindo 14,29%. A depressão não mostrou uma dependência significativa do funcionamento familiar, p = 0,3011.

A Tabela 5 mostra o estado da doença e a presença de ansiedade como traço, estado e depressão.

O estado da doença era excelente em 2 doentes (14,29%), bom em 5 casos (35,71%), ligeiro em 1 para 7,14%, moderado em 4 (28,57%) e grave em 2 doentes (14,29%).

A ansiedade traço não se associou significativamente (p = 0,9198) com a gravidade da doença, tendo predominado um nível médio de ansiedade na maioria dos doentes, independentemente do grau da doença: 14,29% com excelente evolução, 21,43% classificados como bons, 7,14% ligeiros, 14,29% moderados e 14,29% graves.

A ansiedade como estado não se relacionou significativamente com a gravidade da doença, p = 0,9463. Em geral, comportou-se em valores médios e altos.

A depressão não apresentou dependência com a gravidade da doença, p = 0,3011. Esteve ausente em 3 casos considerados em bom estado (21,43%) e em 2 em estado moderado (14,29%).

Pacientes com Fibrose Quística de acordo com o estado da doença e sintomas afectivos. Hospital Pediátrico José Luis Miranda. 2021

Sintomas afectivos		Estado da doença									
		Excelente		**Bom**		**Ligeiro**		**Moderado**		**Sério**	
		Não.	%	Não.	%	Não.	%	Não.	%	Não.	%
Ansiedade traço	Abaixo de	0	0,00	1	7,14	0	0,00	1	7,14	0	0,00
	Médio		14,29		21,43	1	7,14		14,29		14,29
	Elevado	0	0,00	1	7,14	0	0,00	1	7,14	0	0,00

Estado de ansiedade	Abaixo de	0	0,00	1	7,14	0	0,00	1	7,14	0	0,00
	Médio	1	7,14		14,29	1	7,14	1	7,14	1	7,14
	Elevado	1	7,14		14,29	0	0,00		14,29	1	7,14
Depressão	Sem depressão	1	7,14		21,43	0	0,00		14,29	0	0,00
	Ligeiro	1	7,14	0	0,00	1	7,14		14,29	1	7,14
	Moderado	0	0,00	1	7,14	0	0,00	0	0,00	1	7,14
	Grave	0	0,00	1	7,14	0	0,00	0	0,00	0	0,00

Fonte: Registos médicos.

Ansiedade traço e gravidade $^2X = 3.2200$ $p = 0,9198$

Estado e gravidade da ansiedade $^2X = 2,8000$ $p = 0,9463$

Depressão e gravidade $^2X = 3.6556$ $p = 0,3011$

A Tabela 6 mostra a distribuição das crianças com Fibrose Cística de acordo com a ansiedade traço, estado e depressão em relação à autoestima.

Seis doentes (42,86%) tinham um nível elevado de autoestima, três doentes (21,43%) tinham um nível médio de autoestima e três doentes (21,43%) tinham um nível baixo de autoestima.

%) e menos de 5 casos (35,71 %).

A ansiedade traço não foi significativamente relacionada com a autoestima, p = 0.

0,256. 5 pacientes (35,71%) apresentaram autoestima elevada e ansiedade média, 2 casos (14,29%) apresentaram autoestima e ansiedade médias e 3 casos (21,43%) apresentaram autoestima baixa e ansiedade média como traço.

A ansiedade de estado não dependia do nível de autoestima, p = 0,113. Dos 6 pacientes com um nível elevado de autoestima, 4 (28,57%) tinham um nível elevado de ansiedade de estado e 2 tinham um nível médio (14,29%). Dos 3 pacientes com um nível médio de autoestima, 2 (14,29%) tinham um nível elevado de ansiedade de estado. Dos 5 pacientes com um nível baixo de autoestima, 3 (21,43%) tinham um nível médio de ansiedade de estado e 2 tinham um nível baixo (14,29%).

Pacientes com Fibrose Cística segundo a autoestima e sintomas afectivos.

Hospital Pediátrico José Luis Miranda. 2021.

Sintomas afectivos		Autoestima					
		Elev ado		Médio		Abaixo de	
		Nº	%	Nº	%	Nº	%
Ansiedade traço	Abaixo de	0	0,00	0	0,00		14,29
	Médio	5	35,71		14,29		21,43
	Elevado	1	7,14	1	7,14	0	0,00
Estado de ansiedade	Abaixo de	0	0,00	0	0,00		14,29
	Médio		14,29	1	7,14		21,43
	Elevado		28,57		14,29	0	0,00
Depressão	Sem depressão		21,43	1	7,14		14,29
	Ligeiro		14,29	1	7,14		14,29
	Moderado	1	7,14	1	7,14	0	0,00
	Grave	0	0,00	0	0,00	1	7,14

Fonte: Registos médicos.

Ansiedade traço e autoestima	$^2X = 5.3200$	$p = 0,256$
Ansiedade de estado e autoestima	$^2X = 7.4667$	$p = 0,113$
Depressão e autoestima	$^2X = 3.4844$	$p = 0,746$

A depressão não mostrou uma dependência significativa da autoestima, p = 0,746. Entre os doentes com autoestima elevada, 3 doentes (21,43%) não tinham depressão, 2 tinham depressão ligeira (14,29%) e 1 tinha depressão moderada (7,14%).

Os casos com autoestima média distribuíram-se de forma semelhante, com um doente sem depressão, um com depressão ligeira e um com depressão moderada, representando cada um 7,14%.

Entre os doentes com baixa autoestima, 2 não tinham depressão (14,29%), 2 tinham depressão ligeira (14,29%) e 1 tinha depressão grave (7,14%).

Doentes com Fibrose Quística segundo as áreas do comportamento humano afectadas. Hospital Pediátrico José Luis Miranda. 2021.

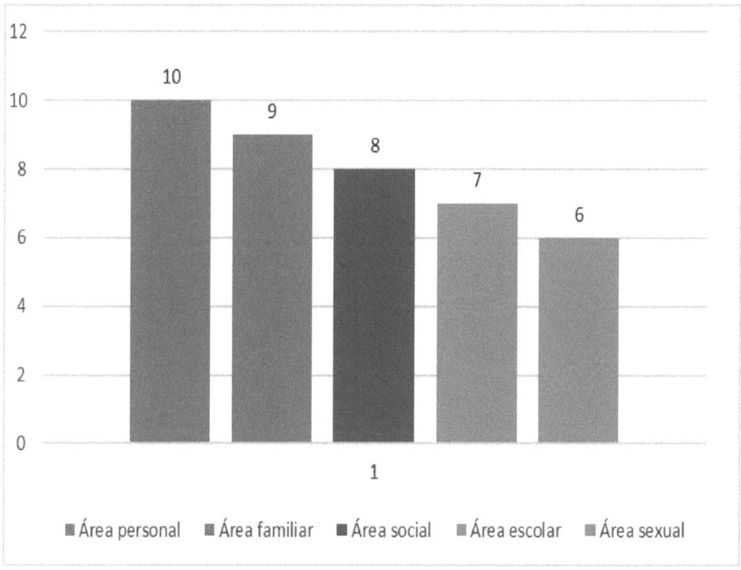

O gráfico 1 mostra a distribuição das crianças com Fibrose Quística de acordo com as áreas do comportamento humano afectadas. Para determinar estas áreas, foram aplicados o Rotter Infantil e o Inventário de Problemas Juvenis, ambos a partir dos 13 anos de idade, pelo que os pacientes deste caso eram 10; todos eles estavam afectados na área pessoal, a maioria estava afetada nas áreas familiar e social (9 e 8 pacientes respetivamente), 7 estavam afectados na área escolar e 6 na área sexual.

Doentes com Fibrose Quística de acordo com o número de áreas do comportamento humano afectadas. Hospital Pediátrico José Luis Miranda. 2021.

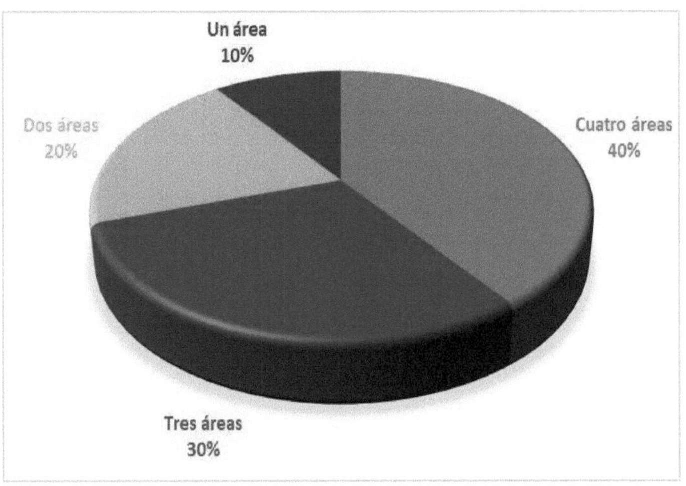

Do total de 10 pacientes, 4 pacientes foram afectados em 4 áreas do comportamento humano para 40%, 3 pacientes foram afectados em 3 áreas do comportamento humano (30%), 2 (20%) em 2 áreas do comportamento humano (20%) em 2 áreas do comportamento humano (20%) e 1 (10%) em 1 área do comportamento humano (10%).

Análise integrativa da situação psico-afectiva e social dos doentes com FC: Na área familiar, foram encontradas 6 famílias disfuncionais, geralmente devido a crises relacionadas com a separação dos pais, com abandono da relação laboral, geralmente das mães, e isolamento social. Nessas famílias, evidenciou-se a falta de recursos psicológicos para o enfrentamento da doença e do tratamento, e a presença de manifestações de superproteção e dependência que geram maiores níveis de depressão e ansiedade nas crianças. Em algumas dessas famílias, foram identificados baixos rendimentos familiares e condições habitacionais inadequadas, factores que aumentam as dificuldades no funcionamento da família.

Na área pessoal, foram identificados baixos níveis de autoestima em 5 doentes, o que corresponde a famílias classificadas como disfuncionais, sendo que 3 destes doentes eram adolescentes, com uma evolução mais longa da doença. Apresentam insegurança, incerteza quanto ao futuro, medos e dificuldades nas relações sociais com pares e iguais, bem como insatisfação na esfera sexual e fraco desenvolvimento físico que gera insatisfação com a sua imagem corporal.

Na área da escolaridade, a baixa motivação para estas actividades foi encontrada principalmente em doentes com baixa autoestima, embora estas dificuldades não tenham sido identificadas na maioria deles, tendo sido observado um desempenho escolar adequado apesar das ausências à escola devido a tratamentos e internamentos hospitalares.

DISCUSSÃO DOS RESULTADOS:

A patologia crónica e recorrente sujeita a múltiplos internamentos ou consultas repetidas, tratamentos prolongados que consomem tempo e a visão de uma deterioração inexorável, criam uma dependência intensa do ambiente e sobretudo da família, o que leva a uma elevada incidência de psicopatologia nos doentes e nas suas famílias, sobretudo ansiedade, depressão e mau funcionamento social.[37-39]

Na presente investigação, foi incluído um total de 14 doentes pediátricos com Fibrose Quística, dos quais 50 % tinham entre 9 e 15 anos e metade tinha mais de 15 anos, e não foi encontrada qualquer relação entre os níveis de ansiedade como traço ou como estado e a idade. Uma grande parte (71,43%) apresentava ansiedade como traço e a maioria (85,72%) apresentava ansiedade como estado em grau médio e alto.

No que diz respeito à idade, verificamos que a sobrevivência dos doentes se deve ao tratamento integral efectuado pela equipa multidisciplinar e à evolução dos protocolos de tratamento destes doentes, que conseguiu reduzir a mortalidade em fases mais precoces da vida em relação a períodos anteriores, tornando-a uma patologia crónica. Uma situação semelhante é descrita em vários estudos consultados. [9,14, 18,20]

[18]Gaspar García e colaboradores realizaram um estudo em Espanha que incluiu doentes de todas as idades com FC e descobriram que 31% tinham ansiedade, com uma incidência mais elevada nos doentes mais velhos. A depressão foi detectada em 21,5% dos doentes com FC.

Os dados preliminares do estudo TIDES (The International Depression and Anxiety Epidemiological Study) incluíram doentes com FC de diferentes centros internacionais e espanhóis. [.41,43,6162]Mostraram uma elevada prevalência de sintomas ansiosos e/ou depressivos em doentes adolescentes e adultos nos EUA, Itália, Alemanha, Reino Unido e Espanha e em crianças e adolescentes na Turquia, variando entre 2,1% e 29,4% para os sintomas depressivos e entre 5,6%

e 36% para os sintomas ansiosos, dependendo do país, do sexo ou da idade. Goldbeck L et al. descobriram que os doentes mais velhos tinham uma maior prevalência de sintomas depressivos.

[60,63]Alguns autores verificaram que a taxa de sintomas ansiosos era superior à dos sintomas depressivos, resultados com os quais concordamos.

Os estudos sugerem que as diferenças nas prevalências comunicadas de depressão e ansiedade se devem a uma série de factores que as podem influenciar, incluindo o sexo, a raça, o estado civil, a educação, a situação profissional, o rendimento, o agregado familiar, o local de residência, o apoio social, o papel de prestador de cuidados e o estado de saúde física, definido pelo número de doenças crónicas presentes. [54,]Por conseguinte, tem sido difícil comparar os seus efeitos sobre estas perturbações mentais. [59]

[44,47,49]Outros autores referem uma tendência para os adolescentes com FC apresentarem uma menor prevalência de depressão e ansiedade do que os adultos e um bom ajustamento psicológico, com níveis mais elevados de ansiedade em indivíduos diagnosticados mais tardiamente, e mesmo os jovens adultos com uma dinâmica psicológica semelhante à dos controlos saudáveis.

[39,43]Estudos efectuados em crianças e adolescentes em idade escolar com FC revelaram uma taxa de depressão que varia entre 11% e 14,5%, em contraste com uma taxa de 2-6% na população pediátrica em geral. As taxas de ansiedade publicadas variam entre 5-9%, o que pode aproximar-se das taxas da população pediátrica em geral. Estes valores são inferiores aos encontrados no presente estudo, o que consideramos dever-se a diferenças metodológicas na medição dos níveis de ansiedade e depressão.

[28,]Nos adultos com FC, as taxas de depressão variam entre 29% e 46%, em comparação com 5 a 17,5% na população em geral, e foram observados níveis clinicamente elevados de ansiedade em 20,6% dos doentes, em comparação com 7% da população em geral. [44,49]

[64]Catastini et al, efectuaram um estudo longitudinal em doentes com FC grave

utilizando a CES-D (Center for Epidemiologic Studies Depression Scale). Os resultados mostraram que 30% dos pacientes estavam acima do ponto de corte para depressão.

A implementação de programas de rastreio neonatal diminui a idade do diagnóstico. Quanto mais tardio for o diagnóstico, mais tardio será o início do tratamento adequado, o que está associado a um aumento da morbilidade e da mortalidade.

[29,]É necessário assinalar as vantagens que oferece o sistema de saúde cubano com uma cobertura de 100% da assistência materno-infantil, com igualdade de acesso aos serviços de saúde para toda a população, independentemente de outras características demográficas ou sociais, que são citadas como factores limitantes do diagnóstico precoce nos estudos internacionais, especialmente nos países subdesenvolvidos. [58]

Relativamente à manifestação de depressão e ansiedade e sexo nos doentes com FC estudados, não se verificou dependência entre eles; a ansiedade como traço de intensidade média predominou em ambos os sexos, embora um pouco mais no sexo feminino (42,86%). No entanto, a ansiedade como estado com valores elevados foi mais prevalente no sexo masculino do que no feminino, embora, como corroborado, estas diferenças não tenham sido significativas.

No estudo, a depressão também foi mais prevalente nas mulheres, mas também não diferiu significativamente dos homens.

Acreditamos que uma das razões que limitam o poder dos testes estatísticos no estudo é o pequeno tamanho da amostra, uma vez que a doença tem uma baixa incidência na população.

[18]Concordamos com os resultados de Gaspar García et al, . Estes autores não encontraram diferenças significativas nas pontuações de rastreio de depressão e ansiedade entre os sexos, embora houvesse uma tendência para as pontuações de ansiedade serem mais elevadas nas mulheres.

[22,6264]A literatura refere uma maior prevalência de depressão e ansiedade nas

mulheres com FC em comparação com os homens, embora Catastini P. et al. tenham refletido que nem todos os artigos apoiam necessariamente esta diferença. Ao explorar a relação entre a presença de psicopatias em doentes com fibrose quística e o funcionamento familiar, a amostra estudada revelou uma presença significativamente maior de ansiedade como estado nos doentes com famílias disfuncionais (35,71%), não tendo sido encontrada qualquer relação com a ansiedade como traço, que apresentou valores médios independentemente do funcionamento familiar, bem como com a depressão.

[41,]Os estudos revelaram taxas elevadas de depressão nos pais que cuidam de crianças com FC, em comparação com os pais de crianças saudáveis. [57]

Num estudo recente com pais de crianças com FC, 28% dos pais obtiveram resultados na faixa clínica da depressão e 37,2% apresentaram sintomas de ansiedade. [5453]Abbott et al. estimam que uma percentagem mais elevada de rastreio positivo de depressão e ansiedade pode estar relacionada com estratégias de coping desadaptativas ("coping" do tipo distração e evitamento) e explicar uma pior perceção da qualidade de vida (QdV).

[65]Illán Noguera et al., afirmam que os cuidados ao doente com FC envolvem uma abordagem de apoio que não é exclusivamente centrada no doente, mas que se estende a toda a família, envolve uma combinação de componentes que podem ser psicológicos, sociais, emocionais ou clínicos, e deve ser adaptada às necessidades individuais.

[66]Wong e Heriot, estudaram as estratégias de coping dos pais, concluindo que os pais que tendem a culpar-se a si próprios ou a negligenciar a doença dos seus filhos sofrem de mais angústia, ansiedade e depressão. Este estudo descritivo, que envolveu 35 pais de crianças com FC, também concluiu que as crianças com FC cujos pais adoptam este tipo de comportamentos de confronto têm pontuações mais baixas na escala de saúde mental. Sugerem também que as famílias de crianças com doenças crónicas tendem a estar socialmente isoladas. Por vezes, os pais podem decidir não trabalhar fora de casa para poderem cuidar melhor do seu

filho doente. No entanto, não parece aconselhável tomar tal decisão, bem como ter poucos amigos e relações sociais, pois pode ter uma influência negativa no clima familiar.

[50,52]Alguns autores sugerem que se recomende um rastreio anual atempado, rotineiro e normalizado da depressão e da ansiedade nos doentes com FC e nos seus prestadores de cuidados, bem como o desenvolvimento de algoritmos de decisão para encaminhamento e/ou tratamento por especialistas em saúde mental.

De acordo com a gravidade da doença, no presente estudo, predominaram os doentes com estado de doença bom e moderado. No entanto, não foi encontrada uma associação significativa do estado da doença com a presença de psicopatias. A ansiedade como traço manifestou-se com valores médios na maioria dos doentes independentemente do estado clínico da doença e a ansiedade como estado entre valores médios e elevados. A depressão não apresentou diferenças significativas nos diferentes graus. Consideramos que este facto se deve à reduzida dimensão da amostra, que não nos permite estudar o comportamento normal do evento.

[18]Gaspar García et al, relacionaram a presença de ansiedade e depressão com a idade avançada e pior estado respiratório. A presença de sintomas depressivos e ansiosos foi associada a uma pior qualidade de vida. Após controlo de variáveis demográficas (idade, sexo) e clínicas (gravidade de acordo com o FEV1), estes autores observaram que o rastreio positivo de depressão e ansiedade explicava uma percentagem significativa da variância no domínio da perceção da saúde. Relativamente à sintomatologia respiratória, apenas encontraram associações entre o rastreio positivo de sintomas depressivos e a dessaturação ao esforço. Em contrapartida, o rastreio positivo de sintomas ansiosos associou-se a piores parâmetros espirométricos (FEV1 inferior a 50%), à presença de dessaturação ao esforço e a um pior score radiológico de Bhalla. [67]Estes dados são consistentes com os encontrados por Goldbeck L et al, que, ao analisarem a associação de sintomas ansiosos e depressivos com o estado de saúde, observaram que a

presença de hemoptise ou pneumotórax recente estava associada à ansiedade, enquanto que ter pior função pulmonar e estar em lista de espera para transplante estavam associados à depressão.

[21,28,40,60]Outros estudos também publicaram relações significativas entre depressão e ansiedade com a QVRS, tanto na população geral quanto na FC. Os níveis de autoestima dos pacientes com FC incluídos no estudo não se relacionaram com a presença de ansiedade como traço, estado ou depressão, embora tenha havido uma maior frequência de ausência de depressão naqueles com autoestima elevada.

A literatura sugere que as relações entre pares promovem tanto o desenvolvimento de competências sociais adequadas como a aquisição de um auto-conceito saudável. Os amigos são uma fonte de apoio para as crianças com FC, permitindo-lhes minimizar as suas diferenças visíveis em relação aos outros. No entanto, uma doença crónica como a FC pode também aumentar a vulnerabilidade nas interacções entre pares.[68]

[49,]Os adolescentes com FC também podem optar por comportamentos não aderentes quando sofrem pressão dos pares em situações sociais. [65]

Um estudo realizado por Brengballe et al, que comparou o bem-estar de 43 crianças com FC com idades entre os 7 e os 14 anos com o de uma amostra de 1121 crianças saudáveis, concluiu que os problemas de comportamento destes adolescentes são frequentemente vistos como respostas à ansiedade e ao stress. A aceitação pelos pares, ou a falta dela, pode ser particularmente dolorosa para toda a família, uma vez que a criança se sente rejeitada e isolada, o que, por sua vez, pode contribuir para o stress e para a deterioração do clima familiar. [69]

[70]Harrop M, verificou que as crianças com FC não diferiam das crianças saudáveis em termos de depressão, auto-conceito e comportamento disruptivo, embora obtivessem pontuações mais elevadas na escala de ansiedade. Os jovens com FC são menos desenvolvidos nas relações sociais e na sexualidade, têm uma puberdade mais tardia e são mais baixos em estatura, o que implica algum

isolamento dos grupos de pares.

Sugere-se que os níveis mais elevados de depressão entre os adolescentes com doença crónica podem não ser devidos a factores psicopatológicos inerentes, mas sim uma reação aos limites impostos pela família e pela sociedade, o que implica que esta situação é evitável. A capacidade de independência do adolescente depende, em certa medida, do apoio recebido da família.[65]

A nível social, os adolescentes, em particular, têm dificuldade em estabelecer relações com os outros e exprimem por vezes sentimentos de isolamento e solidão.

De acordo com os estudos da Federação Espanhola contra a Fibrose Quística, apresentados no seu manual de medidas de proteção para familiares de pessoas com FC, Cuidarme Bien para Cuidar Mejor, em 71,14% dos casos de FC é a mãe que assume o papel principal de cuidadora. Enquanto o pai trabalha e/ou permanece um pouco mais afastado da doença. Como consequência, podem surgir múltiplos factores que podem afetar diretamente o estado emocional, físico, mental, ocupacional e social do doente, entre outros.[71]

O Dr. Morey na análise integral de todos os indicadores dos desenhos livres e familiares constatou que 29,5 % apresentavam imaturidade, ideias fixas ou preocupações, ansiedade e impulsividade, preocupação com a doença e na relação com as figuras materna e paterna. Referem ainda que a maioria dos pacientes do estudo, sem especificar se atingem ou não diagnósticos clínicos psiquiátricos parametrizados, apresentam afectações no plano emocional referentes a si próprios ou ao ambiente familiar, com predomínio de tensão e insegurança ambiental, inibição da resposta emocional e angústia com disforia, o que comprova a utilidade da sua utilização como parte do processo diagnóstico ao revelar toda a riqueza da sua subjetividade e, consequentemente, o seu valor em termos de conteúdo latente do seu ambiente.[46]

Mónica Cebrián Pinar constatou num estudo comparativo da qualidade de vida que, ao comparar pessoas com FC com pessoas saudáveis, os resultados globais da QdV mostraram que, em geral, os adultos com FC têm uma QdV global igual ou melhor do que os indivíduos do grupo de controlo (por exemplo, satisfação com dimensões mais amplas da vida, como a independência, o trabalho, as relações e a família); no entanto, os indivíduos com uma função pulmonar mais baixa (FEV1 < 30% do previsto) apresentam uma QdV global mais baixa.[60]

Triangulação

Os resultados dos instrumentos de avaliação da ansiedade, depressão e autoestima mostraram uma maior afetação destas esferas nos doentes em que se identificou disfunção familiar e dificuldades no controlo emocional dos pais e cuidadores, sendo esta a razão fundamental que gera stress e sobretudo ansiedade nestes doentes. Embora as análises estatísticas não tenham podido corroborar a relação destas associações.

CONCLUSÕES:

Os doentes com Fibrose Quística encontravam-se maioritariamente em idade escolar, na sua maioria adolescentes, com um ligeiro predomínio do sexo feminino, embora estas características demográficas não estivessem relacionadas com a presença de sintomas afectivos. Foram frequentes valores médios de ansiedade traço e valores médios a elevados de ansiedade estado, com predomínio de doentes sem depressão ou com depressão ligeira, embora a depressão fosse ligeiramente mais frequente no sexo feminino. Nas famílias disfuncionais, foram encontrados níveis elevados de ansiedade como estado nos doentes, não tendo sido encontrada relação entre os sintomas afectivos e a gravidade da doença ou a autoestima. A análise qualitativa identificou que as famílias disfuncionais, com dificuldades em lidar com a doença, geraram maiores níveis de ansiedade no paciente e dificuldades com a autoestima, embora não com a evolução da doença. A maioria dos doentes foi afetada nas áreas pessoal, familiar e social, tendo sido afectadas várias áreas de conflito.

RECOMENDAÇÕES:

- Realizar investigação de intervenção com vista a uma gestão familiar, escolar e social adequada dos doentes com Fibrose Quística.
- Realizar estudos de coorte longitudinais para avaliar o estado psico-afetivo do doente durante a evolução da doença e a resposta ao acompanhamento e ao tratamento psicológico.

REFERÊNCIAS BIBLIOGRÁFICAS:

1. Aliño Pellicer SF, Antelo Landeira MC, Baamonde Vidarte A, Beltrán Bengoechea B, Berná Torres N, Calvo Medina V. Livro Branco sobre os cuidados com a Fibrose Quística [Internet]. Valência: Federação Espanhola contra a Fibrose Cística; 2010. Disponível em: http://www.fqasturias.org/ver.aspx?id=26.

2. CM vermelho. Fibrose cística ou mucoviscidose. In: Torre ME, Pelayo GE. Pediatria. Havana: Editorial Ciencias Médicas; 2007.p.1012-55.

3. del Campo Avilés J A. Electrólitos no suor. CCM [Internet]. 2013 [citado 24 fev 2014]; 17 (3). Disponível em: http://scielo.sld.cu/scielo.php?script=sci_serial&pid=1560-4381&lng=en&nrm=iso

4. Castaños C, Rentería F. Consenso nacional sobre fibrose cística. Arch Argent Pediatr [Internet]. 2008 [citado 24 fev 2014]; 106(5). Disponível em: http://.sap.org.ar/docs/profesionales/consensos/v106n5a12e.pdf

5. Vaglio A, Pizzo L, Quadrelli A, Gueçaimburú R, Pagano S, Quadrelli R. Limitações dos estudos de genética molecular no processo diagnóstico da fibrose cística. Rev. Méd. Urug. [Internet]. 2011 [citado 12 jan 2015], 27(3): [aprox. 8 p.]. Disponível em: http://www.scielo.edu.uy/scielo.php?script=sci_pdf&pid=S0303-32952011000300002&lng=en&nrm=iso&tlng=en

6. Accurso FJ. Fibrose Cística. In: Goldman L, Schafer AI. Goldman's Cecil Medicine. 24ª ed [Internet]. Philadelphia: Saunders Elsevier; 2012. p. 544-548. Disponible en: https://www.clinicalkey.com/#!/ContentPlayerCtrl/doPlayContent/3-s2.0-B9781437716047000890/{%22scope%22:%22all%22,%22query%22:%22Cystic%20Fibrosis%22}

7. Cohen-Cymberknoh M, Shoseyov D, Kerem E. Managing Cystic

Fibrosis. Am. J. Respirator. Crit. Care Med [Internet]. 2011 [citado 15 fev 2012]; 183(11): [aprox. 8 p.]. Disponível em: http://www.atsjournals.org/doi/full/10.1164/rccm.201009-1478CI

8. Royce FH, Carl JC. Qualidade de vida relacionada com a saúde na fibrose quística. Curr Opin Pediatr [Internet]. 2011 [citado 15 fev 2012]; 23. Disponível em: http://www.ncbi.nlm.nih.gov/pubmed/21900781

9. Antonelli Cohen M, Gonçalves de Oliveira Ribeiro MA, Fernando Ribeiro A, Ribeiro JD, Moreno Morcillo A. Avaliação da qualidade de vida em pacientes com fibrose cística por meio do Cystic Fibrosis Questionnaire. J Bras Pneumol [Internet]. 2011 [citado 28 jan 2014]; 37(2): [aprox. 8 p.]. Disponível em: http://www.scielo.br/pdf/jbpneu/v37n2/en_v37n2a08.pdf

10. Davis SD, Ferkol T. Identifying the Origins of Cystic Fibrosis Lung Disease (Identificando as origens da doença pulmonar da fibrose cística). NEJM [Internet]. 2013 [citado 28 Jan 2014]; 368 (21). Disponível em: http://www.nejm.org/doi/pdf/10.1056/NEJMe1303487

11. Meyer P, Lazarte G, Zamora G, Tanuz H, Figueroa Turienzo J. 38º Congresso Argentino de Medicina Respiratória Associação Argentina de Medicina Respiratória: Dados epidemiológicos e genéticos de pacientes com fibrose cística na província de Jujuy-Argentina. Rev Am Med Resp [Internet]. 2010 [citado 28 Jan 2014]. Disponível em: http://www.ramr.org.ar/articulos/suplemento_38_congreso/sup_38c_trabajos_libres.pdf

12. Fundação para a Fibrose Cística. Registo de doentes. In: Relatório Anual de Dados [Internet]. Bethesda, Maryland: Cystic Fibrosis Foundation; 2012 [citado 28 Jan2014]. Disponível em: Cystic Fibrosis Foundation. Disponível em: htp//www.cff.org/UploadedFiles/research/ClinicalResearch/PatientRegistry Report/2012-CFF-Patient-Registry.pdf.

13. Salcedo A, Gartner S, Girón RM, García MD. FALTA DE CAPÍTULO. In: Tratado de fibrosis quística [Internet]. Madrid: Justim; 2012 [citado 28 jan 2014]. Disponível em: http://www.aeped.es/sites/default/files/documentos/tratado_fibro_quistica.pd f

14. Guzmán Pileta K, Del Campo Mulet E, Nápoles Smith N, Toledano Grave de PeraltaY , CoelloMoralesD . Características clínico-epidemiológicas dos pacientes com fibrose cística na província de Santiago de Cuba. MEDISAN [Internet]. 2011 Feb [cited30 Aug 2016]; 15(2). Disponível en: http://scielo.sld.cu/scielo.php?script=sci_arttext&pid=S1029-30192011000200002&lng=es.

15. Pereyro S, Renteria F, Fernando V, Nadeo J, Paba P, Inwentarz S, Laura B. Directrizes para o diagnóstico e tratamento de pacientes com fibrose cística. Atualização[Internet]. 2014 [citado 28 Jan 2014]. Disponível em: http://www.sap.org.ar/docs/profesionales/consensos/consenso_fq_2014.pdf

16. Duran-Palomino D. Cumprimento das recomendações de reabilitação respiratória da British Thoracic Society em pacientes com Fibrose Cística: um estudo em fisioterapeutas colombianos. Rev Peru Med Exp Salud Publica [Internet] 2013 [cited28Jan2014], 30(2). Availableat: http://www.scielo.org.pe/scielo.php?script=sci_arttext&pid=S1726-46342013000200016

17. Haack A, CG. Cuidados multidisciplinares na fibrose quística: uma revisão clínico-nutricional. Nutr. Hosp [Internet]. 2012 [citado 28 jan 2014]. (2). Disponível em: https://www.ncbi.nlm.nih.gov/pubmed/22732957

18. Gaspar García I, Olveira Fuster C, Espíldora Hernández F, Jimeno Galván R, Dorado Galindo A, Olveira Fuster G. Sintomas depressivos e ansiosos em doentes com fibrose quística: influência na qualidade de vida relacionada com

a saúde. Rev. Esp. Torac [Internet]. 2012 [citado 2 Jun 2016]; 24(2). Disponível Disponível em: http://www.neumosur.net/files/1.%20ORIGINAL%2024-2.pdf

19. Gil B, Ballester R, Gómez S, Abizanda R. Sofrimento emocional em pacientes internados numa unidade de cuidados intensivos. Journal of Psychopathology and Clinical Psychology [Internet]. 2013 [citado 2 Jun 2016]; 18(2). Disponível em: http://www.revistas.uned.es/index.php/RPPC/article/download/12769/pdf_5

20. Castillo Izquierdo GC, Lozano Pérez T, García Sánchez JB. Transtornos emocionais em crianças e adolescentes com fibrose cística. Rev. Hosp. Psiquiátrico de la Habana [Internet]. 2013 [citado 2 Jun 2016]; 10(1). Disponível em: http://www.revistahph.sld.cu/hph0113/hph09113.html

21. Quintana-Gallego E. Fibrose cística: associação entre depressão, ansiedade e qualidade de vida relacionada com a saúde. Rev Esp Patol Torac [Internet]. 2012 [citado 2 Jun 2016]; 24 (2). Disponível em: http://www.neumosur.net/files/EDITORIAL%2024-2.pdf

22. Modi AC, Driscoll KA, Montag-leifing K, Acton JD. Screening for symptoms of depression and anxiety in adolescents and young adults with cystic fibrosis (Rastreio de sintomas de depressão e ansiedade em adolescentes e jovens adultos com fibrose quística). Ped Pulmonol [Internet]. 2011 [citado 24 fev 2016]; 46. Disponível em: https://www.ncbi.nlm.nih.gov/pmc/articles/PMC3462584/pdf/nihms291565. pdf

23. Helms SW, Dellon EP, Prinstein MJ. Friendship quality and health? Resultados relacionados entre adolescentes com fibrose cística. Journal of Pediatric

Psicologia [Internet]. 2015 [citado 2 Jun 2016]; 40(3). Disponível em: http://jpepsy.oxfordjournals.org/content/40/3/349.full.pdf+html

24. Ernst MM, Johnson MC, Stark LJ. Questões de desenvolvimento e psicossociais na fibrose cística. Child Adolesc Psychiatric Clin N Am [Internet].

2010 [citado
2 Jun 2016]; 19(2). Availablefrom:
http://www.ncbi.nlm.nih.gov/pmc/articles/PMC2874200/

25. Kopp BT, Hayes D, Ghera P, Patel A, Kirkby S, Kowatch RA, Splaingard M. Estudo piloto de terapia de luz para depressão em pacientes hospitalizados com fibrose cística. Journal of Affective Disorders [Internet]. 2016 [citado 2 Jun 2016]; 189. Disponível em: http://www.jad-journal.com/article/S0165-0327%2815%2930574-7/pdf.

26. Garcia G, Oliva M, Smith BA. Survey of collaborative mental health providers in cystic fibrosis centers in the United States. General Hospital Psychiatry [Internet].2015 [citado 2 Jun 2016]; 37. Disponível em: http://www.sciencedirect.com/science/article/pii/S0163834315000493

27. Sly PD, Gangell CL, Chen L, Ware RS, Ranganathan S, Mott LS, et al. Risk Factors for Bronchiectasis in Children with Cystic Fibrosis. NEJM [Internet]. 2013 [citado em janeiro de 2014]; 368(21). Disponível em: http://www.nejm.org/doi/pdf/10.1056/NEJMoa1301725

28. Gómez Poo A. Influência da fisioterapia respiratória na qualidade de vida de adolescentes e adultos com fibrose cística [Tese]. Espanha: Escola Universitária Gimbernat-Cantabria (Torrelavega); 2014 [citado 2 Jun 2016]. Disponível em:
http://repositorio.unican.es/xmlui/bitstream/handle/10902/6047/G%C3%93 MEZ%20POO,%20%C3%81ngela.pdf?sequence=1

29. Ministério da Saúde. Programa Nacional de Fibrose Cística: Diretrizes Técnicas Programáticas para Diagnóstico e Tratamento [Internet]. Colômbia: Ministério da Saúde; 2012 [citado 12 jul 2016]. Disponível em: http://respiratorio.minsal.cl/pdf/fibrosis/adulto/guia_clinica_fq_2012.pdf

30. Davis SD, Ferkol T. Identifying the Origins of Cystic Fibrosis Lung Disease (Identificando as origens da doença pulmonar da fibrose cística). NEJM

[Internet]. maio de 2013 [citado 12 Jul 2016] ; 368(21). Disponível em: http://www.nejm.org/doi/pdf/10.1056/NEJMe1303487

31. Akabas MH. Regulador de condutância transmembranar da fibrose cística. Estrutura e função de um canal de cloreto epitelial. J. Biol. Chem [Internet]. 2000 [citado 15 de março de 2013]; 275(6). Disponível em: http://www.jbc.org/content/275/6/3729.long

32. Navarro H, Kolbach M, Repetto G, Guiraldes E, Harris P, Foradori A, et al. Correlação genótipo-fenótipo num grupo de doentes com fibrose quística. Rev. med. Chile [Internet]. 2002 [citado 15 de março de 2013]; 130(5). Disponível em: http://www.scielo.cl/scielo.php?script=sci_arttext&pid=S0034-98872002000500001

33. D'AlessandroV , RenteríaF , FernándezA, MartínezMI , Segal E. Comparação do estado clínico-funcional em crianças com fibrose cística detectada por rastreio neonatal ou sintomas clínicos. Arch Argent Pediatr [Internet]. 2009 [citado 15 de março de 2013]; 107(5). Disponível em: http://www.scielo.org.ar/scielo.php?script=sci_arttext&pid=S0325-00752009000500010

34. Fuentes Fernández G, Abreu Suárez G, Pérez Brunet AP, González Valdés JA, Portuondo Leyva R. Caracterização da fibrose cística no primeiro ano de vida. Revista Cubana de Pediatría [Internet]. 2014 [citado 2 Jun 2016]; 86(4). Disponível em: http://scielo.sld.cu/pdf/ped/v86n4/ped03414.pdf 35.Bryant JM, Grogono DM, Greaves D, Foweraker J, Roddick I, Inns T. Whole-genomesequencing to identify transmission of Mycobacterium abscessus among patients with cystic fibrosis: a retrospective cohort study.

Lancet [Internet]. 2013 [citado 2 Jun 2016]; 381(9877): [aprox. 9 p.]. Disponível em: http://www.ncbi.nlm.nih.gov/pmc/articles/PMC3664974/?tool=pubmed

36.Smith BA, Cogswell A, Garcia G. Vitamin D and depressive symptoms in crianças com fibrose cística. Psychosomatics [Internet]. 2014 [citado 2 Jun 2016]; (1). Disponível Disponível em: http://www.sciencedirect.com/science/article/pii/S0033318213000133

37.Carter BR, Wray JR, Red NS. A doença crónica na criança e na família. Family developmental perspective on cystic fibrosis. Psychosomatic fall [Internet]. 2008 [cited2jun2016]; 33(4). Available from: https://www.researchgate.net/publication/21693684_The_chronically_ill_child_and_family_stress_Family_development_perspectives_on_cystic_fibrosis

38.WHO. Doenças não transmissíveis e saúde mental. Doenças crónicas e promoção da saúde. Preparar os profissionais de saúde para o século XXI. O desafio das doenças crónicas. Suíça: OMS;
2005. p 15

39. Williams SB, O'Connor EA, Eder M, Whitlock EP. Screening for child and adolescent depression in primary care settings: a systematic evidence review for the US Preventive Services Task Force. Pediatrics [Internet]. 2009 [citado 2 Jun 2016]; 123(4). Disponível em: http://pediatrics.aappublications.org/content/123/4/e716

40. Suárez Soto E. Qualidade de vida e funcionamento familiar em adolescentes com depressão em centros de saúde pública [Tese]. Santiago, Chile: Universidade do Chile; 2013 [citado 18 mar 2016]. Disponível em: http://repositorio.uchile.cl/bitstream/handle/2250/130104/TESIS%20FINAL.pdf?sequence=1

41. Quittner AL, Goldbeck L, Abbott J, Duff A, Lambrecht P, Solé A, et al. Prevalência de depressão e ansiedade em pacientes com fibrose cística e pais cuidadores: resultados do The International Depression Epidemiological Study em nove países. Thorax [Internet]. 2014 [cited 18 Mar 2016];
69. Disponível em: http://thorax.bmj.com/content/69/12/1090.full.pdf+html 42.

Kendler KS, Myers J, Prescott CA. Sex differences in the relationship entre o apoio social e o risco de depressão major: um estudo longitudinal de pares de gémeos de sexo oposto. Am J Psychiatry [Internet]. 2005 [citado 2 Jun 2016]; 162(2). Disponível em. Disponível em: https://www.ncbi.nlm.nih.gov/pubmed/15677587

43. Besier T, Goldbeck L. Anxiety and depression in adolescents with CF and their caregivers. Journal of Cystic Fibrosis [Internet]. 2011 [citado 24 fev 2013]; 10. Disponível em: http://ac.els-cdn.com/S1569199311001214/1-s2.0-S1569199311001214-main.pdf?_tid=2f3d6834-647d-11e6-a897-00000aacb362&acdnat=1471440130_1782bd19510d9a82b3e4672553ba72b_b

44. Habib AR, Manji J, Wilcox PG, Javer AR, Buxton JA, Quon BS. A Systematic Review of Factors Associated with Health-Related Quality of Life in Adolescents and Adults with Cystic Fibrosis [Uma revisão sistemática dos factores associados à qualidade de vida relacionada com a saúde em adolescentes e adultos com fibrose cística]. Ann Am Thorac Soc [Internet]. 2015 [citado 18 Mar 2016]; 12(3). Disponível em: http://www.atsjournals.org/doi/pdf/10.1513/AnnalsATS.201408-393OC

45. Bones Rocha K, Forns Serrallonga D, Chamarro Lusar A. Relação entre Adesão ao Tratamento, Clima Familiar e Estilos Educativos. R. Interam. Psychol [Internet]. 2009 [citado 24 fev 2013]; 43(2). Disponível em: http://pepsic.bvsalud.org/pdf/rip/v43n2/v43n2a15.pdf

46. Castillo Izquierdo GC, Lozano Pérez L. Desenho livre e familiar para o diagnóstico de transtornos emocionais em pacientes com Fibrose Cística.

Rev. Hosp. Psiquiátrico de la Habana [Internet]. 2012 [citado 2 Jun 2016], 9(3). Disponível em: http://www.revistahph.sld.cu/Revista%203-2012/hph05312.html.

47. De Maso DR, Martini DR, CAhen LA. Practice parameter for the psychiatric assessment and management of physically ill children and adolescents

(Parâmetro de prática para a avaliação psiquiátrica e gestão de crianças e adolescentes fisicamente doentes). J. Am. Acad. Child Adolesc. Psychiatry. 2009 [citado 2 Jun 2016]; 48(2). Disponível em: http://www.jaacap.com/article/S0890-8567%2809%2960019- 8/pdf

48. Girón RM, Cuadrado F. Aspectos psicológicos do paciente com fibrose cística: o que acontece quando a doença progride? Rev Patol Respir [Internet]. 2006 [citado 15 de março de 2013]; 9(2). Disponível em: http://www.revistadepatologiarespiratoria.org/descargas/pr_9-2_53-54.pdf

49. Casier A, Goubert L, Theunis M, Huse D, De Baets F, Matthys D, Crombez G. Aceitação e bem-estar em adolescentes e jovens adultos com fibrose cística: um estudo prospetivo. J Pediatr Psychol [Internet]. 2011 [citado 18 Mar 2016]; 36. Disponível em:http://jpepsy.oxfordjournals.org/content/36/4/476.full.pdf+html

50. Federação Espanhola de Fibrose Cística. Impacto emocional [Internet]. Valência, Espanha: Federação Espanhola de Fibrose Cística; 2015 [citado 12 Jul 2016]. Disponível em: http://www.fibrosisquistica.org/pdf/impacto_emocional.pdf

51. Driscoll KA, Johnson SB, Barker D, Quittner AL, Deeb LC, Geller DE, Gondor M, Silverstein JH. Risk factors associated with depressive symptoms in caregivers of children with type 1 diabetes or cystic fibrosis. J Pediatr Psychol [Internet]. 2011 Sep [cited 24 Feb 2013]; 35(8). Disponível em: https://www.ncbi.nlm.nih.gov/pubmed/20097908

52. Sawicki GS, Rasouliyan L, McMullen AH, Wagener JS, McColley SA, Pasta DJ, Quittner AL. Longitudinal assessment of health-related quality of life in an observational cohort of patients with cystic fibrosis (Avaliação longitudinal da qualidade de vida relacionada com a saúde numa coorte observacional de doentes com fibrose quística). Pediatr Pulmonol [Internet]. 2011 [citado 24 fev 2013]; 46(1). Disponível em: https://www.ncbi.nlm.nih.gov/pubmed/20848580

53. Abbott J, Hurley MA, Morton AM, Conway SP. Longitudinal association between lung function and health-related quality of life in cystic fibrosis (Associação longitudinal entre a função pulmonar e a qualidade de vida relacionada com a saúde na fibrose quística). Thorax [Internet]. 2013 [citado 18 fev 2015]; 68(2). Disponível em: https://www.ncbi.nlm.nih.gov/pubmed/23143792

54. Abbott J, Morton AM, Hurley MA, Conway SP. Longitudinal impact of demographic and clinical variables on health-related quality of life in cystic fibrosis (Impacto longitudinal das variáveis demográficas e clínicas na qualidade de vida relacionada com a saúde na fibrose quística). BMJ Open [Internet]. 2015 [citado 25 de março de 2016]; 5(5). Disponível em: http://bmjopen.bmj.com/content/5/5/e007418.abstract

55. Feltrim MI, Coelho AA, Scatimburgo MM, Pereira GM, Pego-Fernandes P. Avaliação da qualidade de vida em dois anos consecutivos de pacientes em lista de espera para transplante pulmonar. Transplant Proc [Internet]. 2014 Nov [cited 25 March 2016];46(9). Disponível em: https://www.ncbi.nlm.nih.gov/pubmed/25420822

56. Barrio Gómez de Agüero MI, García Hernández G, Gartner S, Grupo de Trabalho sobre Fibrose Cística. Protocolo para o diagnóstico e seguimento de pacientes com fibrose cística. An Pediatr (Barc) [Internet]. 2009 [citado em setembro de 2012]; 71(3). Disponível em: http://www.sefq.es/ProtocSENP09.pdf

57. Dunst C J, Trivette C, Deal A. Enabling and empowering families: Principles and guidelines for practice. Cambridge: USA: Brookline Book, Inc; 1988.

58. Olivo Pallo PA. Correlação dos valores espirométricos com o escore clínico de Shwachman e o escore radiológico de Brasfield, na avaliação de pacientes com diagnóstico de Fibrose Cística, atendidos no ambulatório do serviço de Pneumologia do hospital de especialidades Eugenio Espejo da cidade de Quito, no período de junho a agosto de 2014 [Tese]. Quito, Equador:

Universidad Central; 2015 [citado 24 Fev 2013]. http://www.dspace.uce.edu.ec/bitstream/25000/4700/1/T-UCE-0006- 103.pdf

59. Fuentes Fernández G, Portuondo Leyva R. Caracterização dos pacientes fibrocísticos que faleceram durante o curso da doença. Hospital Pediátrico Centro Habana, 1993-2012 [Tese]. Centro Habana: Hospital Docente Centro Habana; 2013.

60. Cebrián Pinar M. Fibrose cística. Comparação de três questionários de qualidade de vida [Tese]. Valência, Espanha: Universidade de Valência; 2015 [cited2 Jun 2016]. Disponível em: http://mobiroderic.uv.es/bitstream/handle/10550/50908/Tesis%20Doctoral%20M%C3%B3nica%20Cebri%C3%A1n%202015.pdf?sequence=1&isAllowed=y.

61. Quittner AL, Cruz I, Blackwell LS, Schechter MS. The International Depression and Anxiety Epidemiological Study (TIDES): resultados preliminares dos Estados Unidos. J Cyst Fibros [Internet]. 2011 [citado 25 de março de 2016]; 9 (Suppl1). Disponível em: http://www.cysticfibrosisjournal.com/article/S1569-1993(10)60366-9/pdf.

62. Goldbeck L, Besier T, Hinz A, Singer S, Quittner AL e o grupo de estudo TIDES. Prevalência de sintomas de ansiedade e depressão em doentes alemães com fibrose quística. Chest [Internet]. 2011 [citado 25 de março de 2016];

138. Disponível em: https://www.ncbi.nlm.nih.gov/pubmed/20472857

63. Olveira C, Sole A, Girón RM, Quintana-Gallego E, Mondejar P, Baranda F, et al. Sintomas de depressão e ansiedade em doentes adultos espanhóis com fibrose quística: associações com a qualidade de vida relacionada com a saúde. Gen Hosp Psychiatry [Internet]. 2016 [citado 12 de junho de 2016]; 40. Disponível em: https://www.ncbi.nlm.nih.gov/pubmed/26971246

64. Catastini P, Festini F, Di Marco S, Genovese C, Grande A, Iacinti E, et al. O Estudo Epidemiológico Internacional sobre Depressão e Ansiedade

(TIDES): resultados de Itália. J Cyst Fibros [Internet]. 2011 [citado 25 de março de 2016]; 9 (Suppl1). Disponível em: http://www.cysticfibrosisjournal.com/article/S1569-1993(10)60366-9/pdf

65. Illán Noguera CR, del Camino Álvarez Martínez M, Martínez Rabadán M, Pina Díaz LM, Guillén Pérez F, Bernal Barquero M, García Díaz S, García Díaz MJ. Cuidados de enfermagem e aconselhamento em crianças e adolescentes com fibrose cística: uma revisão da literatura. Revista Enfermería Docente [Internet].2014 [citado 2 Jun 2016]; 1(102). Disponível em: http://www.revistaenfermeriadocente.es/index.php/ENDO/article/view/3/pdf_2

66. Wong MG, Heriot SA. Parents of children with cystic fibrosis: how they hope, cope and despair. Child Care, Health Dev [Internet]. 2008 [citado 2 Jun 2016]; 34(3). Disponível em:

67. Goldbeck L, Besier T, Hinz A, Singer S, Quittner AL e o grupo de estudo TIDES. Prevalência de sintomas de ansiedade e depressão em doentes alemães com fibrose quística. Chest [Internet]. 2010 [citado 2 Jun 2016]; 138. Disponível em: http://www.ncbi.nlm.nih.gov/pubmed/20472857

68. Fernández Rodríguez M, Martin Muñoz P. A qualidade de vida percebida em crianças com fibrose quística é pior no grupo dos 8 aos 12 anos. O controlo no hospital versus o seguimento em centros periféricos ofereceu poucas diferenças Evidencias en Pediatría [Internet]. 2006 [citado 15 de março de 2013]; 2(3). Disponível em: http://riberdis.cedd.net/bitstream/handle/11181/4319/Lacalidaddevidapercibidaporni%C3%B1osconfibrosis.pdf?sequence=1&rd=0031659348271634

69. Brengballe V, Thastum M, Schiotz PO. Problemas psicossociais em crianças com fibrose cística. Ata Paediatr [Internet]. 2007 [citado 15 de março de 2013]; 96. Disponível em: http://www.ncbi.nlm.nih.gov/pubmed/17187605 70. Harrop

M, Psychosocial impact of cystic fibrosis in adolescence (Impacto psicossocial da fibrose cística na adolescência). Paediatr
Nurs [Internet]. 2007 [citado 15 de março de 2013]; 19(10). Disponível em: http://journals.rcni.com/doi/pdfplus/10.7748/paed2007.12.19.10.41.c6432

71. Espinosa Godoy MT, Trejo Valdivia KP. Intervenção num caso de Fibrose Cística [Tese]. Barcelona: ISEP; 2013 [citado 15 de março de 2013]. Disponível em: http://www.isep.es/tesina/intervencion-en-un-caso-de-fibrosis-quistica/

APÊNDICE . Inventário de Ansiedade Traço-Estado para Crianças

IDAREN

Apelido e nome próprio_ -:________________________

Idade:_____Sexo: -Escola: -Escola__________________

Grau:________________M unicípio: -_____- Data:____/____/-

INSTRUÇÕES

PRIMEIRA PARTE

Na primeira parte, encontrarás uma frase usada para dizer algo sobre ti. Lê cada frase e aponta para a resposta que diz **COMO TE SENTES AGORA**, neste momento. Não há respostas boas ou más. Não se detenha muito tempo em cada frase e responda apontando para a resposta que melhor diz como se sente AGORA MESMO.

	Nada	Algo	Um lote
1. sinto-me calmo			
2. sinto-me inquieto			
3. sinto-me nervoso			
4. Sinto-me descansado			
5. Tenho medo			
6. Estou descontraído			
7. Estou preocupado			
8. Estou satisfeito			
9. Sinto-me feliz			
10. sinto-me seguro			
11. sinto-me bem			
12. sinto-me incomodado			
13. sinto-me bem			
14. estou assustado			
15. estou confuso			
16. sinto-me encorajado			
17. sinto-me angustiado			
18. sinto-me alegre			
19. sinto-me descontente			
20. sinto-me triste			

INSTRUÇÕES

PARTE DOIS (IDAREN para crianças)

Na segunda parte, encontrarás mais frases para dizeres algo sobre ti. Lê cada frase e aponta para a resposta que diz como te **SENTES EM GERAL**, não apenas neste momento. Não há respostas boas ou más. Não se detenha demasiado tempo em cada frase e responda apontando para as respostas que melhor dizem como se sente **EM GERAL.**

	Quase Nunca	Algo	A Frequente mente
1) Preocupo-me com o facto de cometer erros			
2. apetece-me chorar			
3. sinto-me infeliz			
4. Tenho dificuldade em tomar uma decisão			
5. Tenho dificuldade em enfrentar os meus problemas			
6. Preocupo-me demasiado			
7. Sinto-me incomodado			
8. Pensamentos sem importância surgem na minha cabeça e incomodam-me.			
9. Preocupo-me com as coisas na escola			
10 - É-me difícil decidir o que tenho de fazer.			
11. noto que o meu coração bate mais depressa			
12. embora não o diga, tenho medo			

13. Preocupo-me com as coisas que podem acontecer.			
14 - Tenho dificuldade em adormecer à noite.			
15. tenho sensações estranhas no estômago			
16. Preocupo-me com o que os outros pensam de mim.			
17. sou tão influenciado pelos problemas que não Posso esquecê-las durante algum tempo			
18. levo as coisas demasiado a sério			
19. encontro muitas dificuldades na minha vida			
20. Sinto-me menos feliz do que as outras crianças.			

ANEXO 3. ENSAIO DE ZUNG E CONDE.

Teste de Zung e Count	**Muito poucos tempos**	**Por vezes**	**Muitas vezes**	**Sempre**
1-Sinto-me triste ou deprimido	1			
2-Nas manhãs sinto-me melhor do que de manhã durante as tardes				1
3-Frequentemente sinto-me como chorar e às vezes eu choro	1			
4-Tenho dificuldade em dormir ou Durmo mal à noite	1			
5-Tenho tanto apetite agora como antes				1
6-Ainda me sinto atraído pelo sexo oposto				1
7-Acho que estou a perder peso	1			
8-Estou com prisão de ventre	1			
9-Tenho palpitações	1			
10- Tudo me cansa	1			
11-A minha cabeça é tão clara como anteriormente				1
12- Faço as coisas com a mesma facilidade de antes				1

13- Sinto-me agitado ou inquieto, não Posso ficar parado	1			
14-Eu tenho confiança e esperança no futuro				1
15- Sinto-me mais irritável do que normalmente	1			
16-Reunião de tomada de decisão				1
17-Considero-me útil e necessário para a pessoas				1
18-Um encontro agradável para viver				1
19- Seria melhor se ele morresse pelos outros.	1			
20- Gosto das mesmas coisas que Normalmente gosto deles				1

ANEXO 4. Responde ao quadro seguinte, assinalando a resposta com um x:

Nota explicativa para a resposta:

Quase nunca: Refere-se a uma ação que quase nunca acontece.

Raramente: Refere-se a uma ação que ocorre com menos frequência e de forma esporádica.

Às vezes: Refere-se a uma ação que ocorre esporadicamente.

Frequentemente: Refere-se a uma ação que é realizada com mais frequência.

Quase sempre: Refere-se a uma ação que é realizada regularmente.

Tabela 1.

Segue-se um conjunto de situações que podem ou não ocorrer na tua família. Deves classificar e assinalar com um X a tua resposta, de acordo com a frequência de ocorrência.						
		Quase nunca	Poucos tempos	A tempos	Muitos tempos	Quase sempre
1	São tomadas decisões sobre assuntos familiares importantes.					
	A harmonia prevalece na minha casa.					
	Em minha casa, todos cumprem as suas responsabilidades.					
	As manifestações de afeto fazem parte do nosso quotidiano.					
5	Exprimimo-nos sem insinuações, de uma forma clara e direta.					
	Podemos aceitar as falhas dos outros e lidar com elas.					
	Tomamos em consideração o experiências de outras famílias, face a situações difíceis.					
8	Quando alguém na família tem um problema, os outros ajudam-no.					
	As tarefas são distribuídas da seguinte forma para que ninguém fique sobrecarregado.					

10	Os costumes familiares podem ser alterados face a certos situações.					
	Podemos discutir vários temas sem medo.					
	Perante uma situação familiar difícil, somos capazes de pedir ajuda a outras pessoas.					
	Os interesses e as necessidades de cada indivíduo são respeitados pelo núcleo família.					
	Mostramos uns aos outros o afeto que temos uns pelos outros temos.					

NEXO 5. GUIA DE REVISÃO DOS REGISTOS MÉDICOS.

Nome do paciente:______________________________ Idade:

________________Sexo:________HC:__________

Pontuação de Shwachman:

Grau	Pts	Atividade geral	Exploração física	Nutrição	Radiologia
Excelente 25	(86-100)	Plena atividade geral; joga à bola, frequenta a escola regularmente, etc.	Normal; sem tosse; pulso e respiração normais; pulmões limpos; postura adequado.	Mantém o peso e o tamanho > P25; fezes bem modeladas; massa e tónus muscular normal.	Campos pulmonares limpos.
Bom 20	(71-85)	Falta de resistência e cansaço no final do dia; boa assiduidade escolar.	Pulso e respiração normais em repouso; tosse e pigarro pouco frequentes; sem deformidade digital; pulmões limpos; enfisema ma mínimo.	Peso e tamanho entre P10 e P25; fezes ligeiramente anormais; tónus e massa muscular adequados.	Espessamento mínimo das imagens broncovasculares; início do enfisema.

Ligeiro 15	(56-70)	Descansa voluntariamente durante o dia; cansa-se facilmente após o esforço; frequência escolar irregular.	Tosse matinal ocasional ao levantar; a respiração é ligeiramente abafada; enfisema ligeiro; respiração ruidosa; pontos raramente localizados; começa a deformidade em baqueta da digestão.	Peso e altura entre P3 e P10; fezes geralmente anormais, abundantes e mal moldadas; pouca ou nenhuma distensão abdominal; diminuição do tónus muscular e das massas.	Enfisema ligeiro com atelectasia irregular; imagens broncovasculares aumentadas
Moderado 10	(41-55)	Recebe aulas em casa; dispneico após uma cortopaseo; descansa muito.	Tosse frequente e geralmente produtiva; enfisema moderado; pode existir	Peso e tamanho < P3; mal moldado, fezes abundantes, gorduras e odores desagradáveis; músculo	Enfisema moderado; áreas difusas de atelectasia com áreas sobrejacentes sugestivas de infeção;

			deformidade torácica; estertores frequentes; acropacidades; acropacidades ++/+++.	nódulos flácidos e massas musculares diminuídas; distensão dominalb ligeiro-moderado.	dilatação brônquica mínima .
Sério 5	(< 41)	Ortopédico; confinado à cama ou à cadeira.	Tosse muito frequente no acesso; taquipneia; taquicardia; alterações pulmonares significativas; podem estar presentes sinais de insuficiência cardíaca; acropacidades++ . +/++++.	Desnutrição grave; inchaço grave; prolapso rectal; fezes gordurosas, fétidas, frequentes e abundantes.	Alterações obstrutivas e infecciosas extensas; atelectasias lobares e bronquiectasia s.

Gravidade da doença no doente:______________________________

ANEXO 6. QUESTIONÁRIO SOBRE A AUTO-ESTIMA

Universidade Central de Las Villas Faculdade de Psicologia

Nome:____ Idade:__

____

Leia atentamente as frases seguintes e responda SIM ou NÃO de acordo com a relação que lhe corresponde. Não há respostas certas ou erradas, o que importa é saber qual é a sua posição relativamente a esta questão.

Propostas	Sim	Não
1-Os problemas das pessoas pouco me afectam.		
2-Tenho dificuldade em falar em público.		
3-Mudaria muitas coisas em mim se pudesse.		
4-Eu consigo tomar uma decisão facilmente.		
5-Sou uma pessoa simpática.		
6-Eu irrito-me facilmente em casa.		
7- Tenho dificuldade em habituar-me a algo novo.		
8- Sou uma pessoa popular entre as pessoas da minha idade.		
9- A minha família tem geralmente em conta os meus sentimentos.		
10-Desisto facilmente		
11-A minha família espera muito de mim.		
12-Tenho dificuldade em aceitar-me tal como sou		
13-A minha vida é muito complicada		

14-Os meus colegas aceitam quase sempre as minhas ideias.		
15-Tenho uma opinião negativa sobre mim próprio		
16-Muitas vezes gostaria de sair de casa		
17-Eu sinto-me frequentemente infeliz no meu trabalho.		
18-Eu sou menos bonito (ou bonita) do que a maioria das pessoas.		
19-Se tenho algo a dizer, geralmente digo-o.		
20-A minha família compreende-me		
21- Os outros são mais bem aceites do que eu		
22-Sinto que a minha família exerce pressão sobre mim		
23 - Muitas vezes fico desanimado com o que estou a fazer.		
24-Muitas vezes gostava de ser outra pessoa		
25- Não se pode confiar muito em mim		

APÊNDICE 7: TESTE DE COMPLETAMENTO DE FRASES (ROTTER)

Nome e apelido: Idade________________________________ Sexo______

Escolaridade _Estado civil_______________Profissão e local de trabalho ou de estudo_

____

____

-Instruções para o teste: Complete ou termine estas frases para exprimir os seus verdadeiros sentimentos, ideias ou opiniões.

Tenta completar todas as frases:

1. Eu gosto____
2. O momento mais feliz

   ____
3. Gostaria de saber

   ____
4. Em casa

   ____
5. Arrependimento

   ____
6. Na hora de dormir

   ____
7. Os homens

   ____
8. O melhor

   ____
9. Isso incomoda-me

   ____
10. As pessoas

    ____

11. Uma mãe

12. Lamento

13. O meu maior medo

14. na escola

15. não posso

16.Desportos

17. quando era rapaz (ou rapariga)

18. os meus nervos

19. As outras pessoas

20. Sofrer

21.I falhou

23. A minha mente

24. O desejo sexual

25. O meu futuro

26. Preciso de

27. Casamento

28. Estou melhor quando

29. Por vezes

30. Estou a sofrer

31. Odeio

32. Este sítio

33. Eu sou muito

34. A principal preocupação

35. Desejo

36. O meu pai

37. Eu secretamente

38. I

39. as divisões

40. O meu maior problema é

41. A maioria das mulheres

42. O trabalho

43. Mestre

44. Isso deixa-me nervoso

45. A minha principal ambição

46. Prefiro

47. O meu principal problema na escolha da minha carreira, profissão ou emprego

48. Gostaria de ser

49.

49. Penso que as minhas melhores competências são

50. A minha personalidade

51. Felicidade

ANEXO 8. IPJ (INVENTÁRIO DOS PROBLEMAS DOS JOVENS)

A seguir, apresentamos uma série de questões que preocupam frequentemente os rapazes e as raparigas. Verificará que algumas delas são problemas ou dificuldades que tem, outras são coisas que lhe dizem respeito mas que não o preocupam, e outras ainda podem não ter nada a ver consigo.

Leia atentamente cada um dos números deste Inventário. Se a questão exprime algo que é um problema para si, FAÇA UMA MARCA no espaço ao lado do número. Se a questão não exprime uma dificuldade sua ou não tem a ver consigo, porque não lhe está a acontecer, NÃO MARQUE; DEIXE EM BRANCO.

Quando se assinala um problema, os utilizadores estão a dizer: "ISTO É UM PROBLEMA PARA MIM, ISTO ACONTECE-ME".

LEMBRE-SE:

Quando se assinala um problema, as pessoas estão a dizer: "Isto é um problema para mim, isto acontece-me".

Quando não se assinala uma questão, deixando-a em branco, está-se a dizer: "ISTO NÃO É UM PROBLEMA PARA MIM, ISTO NÃO ME ACONTECE".

O MEU ESTADO FÍSICO OU DE SAÚDE

------ 1-Tenho um defeito de deficiência

------ 2-Estou preocupado com a forma de melhorar a minha silhueta.

-------3-Estou preocupado com a minha saúde.

------- 4-Eu canso-me facilmente.

------- 5-Eu não durmo o suficiente.

------ 6-Eu sinto-me com pouco ânimo ou energia.

------ 7-As vezes sinto-me como se fosse desmaiar.

------- 8-Eu gostaria de saber se a minha energia e resistência são normais.

------- 9-As vezes fico com tonturas.

------- 10-Eu tenho sempre sono.

--------11-As vezes faço chichi na cama

AS MINHAS RELAÇÕES COM OUTROS RAPAZES E RAPARIGAS

------1-Preciso de mais amigos.

----- 2-Eu não faço amizade com muitos rapazes da minha idade.

------3-Eu não gosto de outras pessoas.

------4-As pessoas não gostaram muito.

------5-Os outros rapazes riem-se de mim.

------6-Eu prefiro brincar com rapazes mais novos do que eu.

.00007-Raramente recebo convites para sair com amigos.

.-----8-Eu gostaria de saber se o meu desenvolvimento sexual é normal.

.-----9-A maioria dos outros rapazes e raparigas são egoístas para mim.

----- 10-Os outros rapazes gozam comigo por causa do meu tamanho.

.-----11 -Os outros tipos metem-se comigo porque não sou simpático.

.-----12-Os outros rapazes gozam comigo por causa do meu aspeto.

-----13 - Os outros rapazes implicam comigo porque sou mau no desporto.

----- 14-Os outros rapazes gozam comigo porque não sou bom a curtir.

----- 15-Tenho medo de falar com rapazes mais velhos.

-----16-Os outros tratam-me como uma criança.

-----17 - Gostava de ter pelo menos um bom amigo. AS MINHAS RELAÇÕES

COM A ESCOLA.

------1- É difícil concentrar-se

------2- Não gosto dos meus estudos actuais.

------3- Odeio a escola.

------4- Gostaria de abandonar os meus estudos.

------5-Eu não sei para que é que estou a estudar.

------6- Não tenho boas notas.

00007- Esqueço-me de fazer os trabalhos da aula que me foram atribuídos.

------8- Não sou muito inteligente.

------9- Sou demasiado inquieto e irrequieto para ficar tanto tempo na aula.

-----10- Tenho dificuldade em manter a minha atenção nas aulas.

-----11 - Preciso de ajuda com os meus estudos.

-----12- Os meus professores gozam comigo.

-----13- Os meus professores não estão interessados em mim.

-----14- Os meus professores continuam muito frios e distantes.

-----15 - Os meus professores têm alunos preferidos.

-----16-Os meus professores não me compreendem

-----17 - Os meus professores não gostam de mim.

-----18- Os meus professores têm-me na mão.

-----19- Gosto desta escola. SOBRE MIM

-----1- Irrito-me facilmente.

-----2- Preocupo-me com pequenas coisas.

-----3- Estou nervoso.

-----4-I não consegue dormir à noite.

-----5-Eu distraio-me muito porque estou sempre a pensar em coisas bonitas que não existem.

-----6- Por vezes penso que a vida não vale a pena ser vivida.

00007- Sinto-me culpado por coisas que fiz.

-----8- Não sou popular entre os meus amigos.

-----9- Sinto-me muitas vezes só.

----10- Sinto-me muitas vezes triste e em baixo.

----11- Sou sensível e ofendo-me facilmente.

----12- Muitas vezes faço coisas de que me arrependo mais tarde.

----13- As pessoas reparam muito em mim.

----14- Acho que não sou tão inteligente como as outras pessoas.

----15- Prefiro estar sozinho.

----16- Gostaria de falar com alguém sobre os meus problemas pessoais.

----17- Gostaria de saber se a minha mente está a funcionar normalmente.

----18- Sinto que não me querem.

----19- Preocupo-me com a fealdade ou o defeito de alguma parte do meu corpo.

----20- Não tenho autoconfiança nem segurança em mim próprio.

----21- Acho que sou diferente dos outros gajos.

----22- Mordo as unhas.

----23- Tudo corre mal para mim.

----24- Não sei porque é que as pessoas ficam chateadas ou zangadas comigo.

----25- Tenho medo de estar errado.

----26- Não consigo fazer nada de jeito.

----27- Tenho medo.

----28- Preciso quase sempre de ajuda para as coisas que faço.

----29- Não suporto que me digam o que fazer.

----30- Gosto quase sempre de fazer o contrário do que me dizem.

----31- Não suporto ter de fazer algumas coisas, mesmo que sejam para o bem da minha saúde.

----32- Eu digo muitas mentiras.

A MINHA CASA E A MINHA FAMÍLIA.

----1- Não me dou bem com os meus irmãos e irmãs.

----2- Há discussões e brigas constantes em minha casa.

----3- Acho que sou um fardo para os meus pais.

----4- Não posso falar dos meus assuntos pessoais com os meus pais.

----5- Gostava que o pai estivesse mais presente em casa.

----6- Gostava que a mãe estivesse mais em casa.

00007- Gostaria de ter um irmão ou uma irmã

----8- O meu pai é dominador e autoritário.

----9- Sinto que não faço parte da minha família.

----10- Não gosto de convidar amigos para minha casa-.

----11- Os meus pais têm favoritos e favoritos entre os seus filhos.

----12- Os meus pais pressionam-me para estudar amanhã o que eles querem e não o que eu quero.

----13- Os meus pais não me deixam tomar as minhas próprias decisões.

----14- Os meus pais não confiam em mim

----15- Os meus pais esperam demasiado de mim.

----16- Gostava que os meus pais não me tratassem como uma criança.

----17- Tenho vergonha dos costumes dos meus pais.

----18- Tenho vontade de sair de casa.

----19- Tenho medo de dizer aos meus pais que cometi um delito.

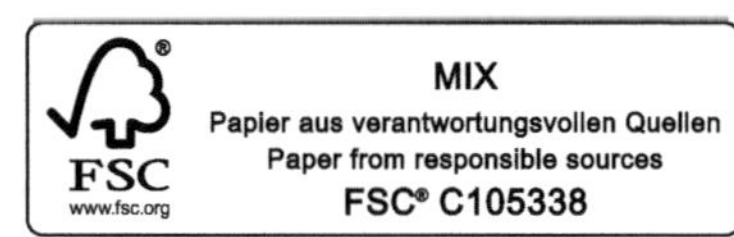

Printed by Books on Demand GmbH, Norderstedt / Germany